Regula Lehman & Pascal Gläser

Rakete startklar!

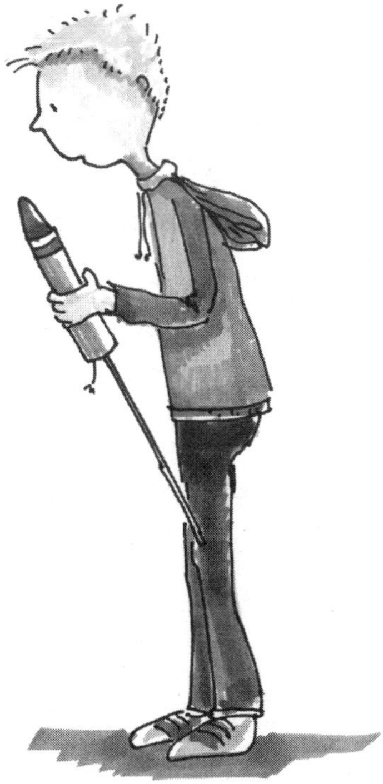

Cool School Edition

Für Pietro, Lukas und Elias

Als Flugbegleiter mit euch unterwegs zu sein ist ein Abenteuer, das wir um keinen Preis verpassen möchten!

Die Autoren

Regula Lehmann, Jahrgang 1967, wuchs inmitten von Büchern auf: Ihre Eltern führten eine kleine Buchhandlung. Ausbildung zur diplomierten Familienhelferin. Heute ist sie Familienfrau, tritt als Autorin und Referentin auf, leitet Elternkurse und engagiert sich in der Präventionsarbeit unter Teenagern und Jugendlichen. Als Geschäftsführerin der «Elterninitiative Sexualerziehung» setzt sie sich für eine ganzheitliche und wertorientierte Sexualaufklärung ein. Sie arbeitet freiberuflich als Elterncoach, ist verheiratet mit Urs, hat zwei Söhne und zwei Töchter und wohnt in der Nähe von St. Gallen.

Dr. Pascal Gläser, Jahrgang 1968, verantwortet die Fachstelle «Wertorientierte Sexualpädagogik» im Bischöflichen Jugendamt in Augsburg. Er verfügt über langjährige Erfahrung in der Mädchen- und Jungenarbeit und bildet Multiplikatoren in ganzheitlicher und wertorientierter Sexualpädagogik aus. Der promovierte Philosoph, Theologe und Sexualpädagoge ist glücklich verheiratet und Vater von zwei Söhnen und einer Tochter in der Vorpubertät.

Die Illustratorin

Claudia Weiand ist verheiratet und Mutter von zwei Söhnen. Andauernd fallen ihr Geschichten ein, darum wurde sie Kinderbuchautorin. Außerdem kritzelt und zeichnet sie für ihr Leben gern und hat ihr Hobby zum Beruf gemacht. Mehr Infos gibt es hier: www.claudia-weiand.de

Regula Lehmann
&
Pascal Gläser

Rakete startklar!

Wie aus Jungs echte Kerle werden

Cool School Edition

fontis
BRUNNEN BASEL

Bibliografische Information der Deutschen Nationalbibliothek
Die Deutsche Nationalbibliothek verzeichnet diese Publikation in der Deutschen Nationalbibliografie; detaillierte bibliografische Daten sind im Internet über www.dnb.de abrufbar.

Umschlag: spoon design, Olaf Johannson, Langgöns
Umschlagillustration und Innenillustrationen:
Claudia Weiand, Weil am Rhein
Satz: InnoSet AG, Justin Messmer, Basel
Druck: Finidr
Gedruckt in Tschechien

ISBN 978-3-03848-115-7

Inhalt

Rakete startklar?! 7

Planet 1: Herzlich willkommen, die Welt braucht dich! 17

Planet 2: Du und die anderen: Beziehungen leben 23

Planet 3: Spuck's aus, Junge, du hast was zu sagen! 31

Planet 4: Junge, Junge, da geht was ab! 37

Planet 5: Achtung Baustelle – Was bei den Mädchen in der Pubertät abgeht 47

Planet 6: Sexualität und wie sie eigentlich gedacht ist 53

Planet 7: Ziele anpeilen und Ausdauer trainieren 68

Planet 8: Ein «echter Kerl» werden 75

Planet 9: Wanted: Helden! 89

Anhang 95

Rakete startklar?!

«Familie ist eine Zumutung – zumindest wenn man SOLCHE Geschwister hat!», stöhnt mein Freund Toby und lässt sich auf das zerknautschte Sofa in der hintersten Ecke meines Zimmers fallen. «Zwei durchgedrehte Teenager im Haus sind mehr, als meine armen Nerven verkraften. Den ganzen Tag Tanjas Gezicke, das alberne Gekicher ihrer Freundinnen und die ach so spannenden Gespräche über Kleiderfragen und die neusten Liebesgeschichten ... Wie soll man das sechs Ferienwochen lang aushalten, ohne wahnsinnig zu werden?»

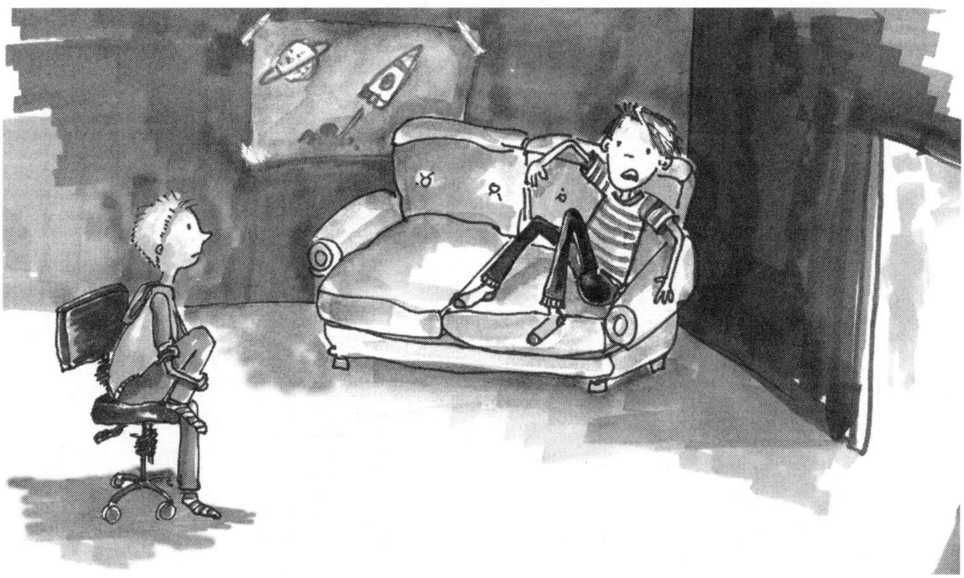

«Auch mit meinem Bruder Marc ist in letzter Zeit nichts mehr los. Der hockt im Zimmer und chattet stundenlang mit seinen supertollen Facebook-Freunden. Mich würdigt er keines Blickes, und fürs Fußballspielen oder Rumalbern fühlt sich mein großer Bruder seit kurzem auch zu erwachsen. Und wenn er bei Tisch den Mund tatsächlich aufkriegt, dann nur, um Unmengen von Essen in sich reinzuschaufeln. Ob wir zwei mit fünfzehn auch solche Blödmänner werden? Könnte doch sein, dass die Sache ansteckend ist!»

Gute Frage, vor allem wenn man bedenkt, dass Toby und ich seit unserem ersten Schultag dicke Freunde sind und schon viel Spaß miteinander hatten. Wenn Toby sich über Nacht in einen solchen Miesepeter verwandeln würde, wär das eine echte Katastrophe für mich.

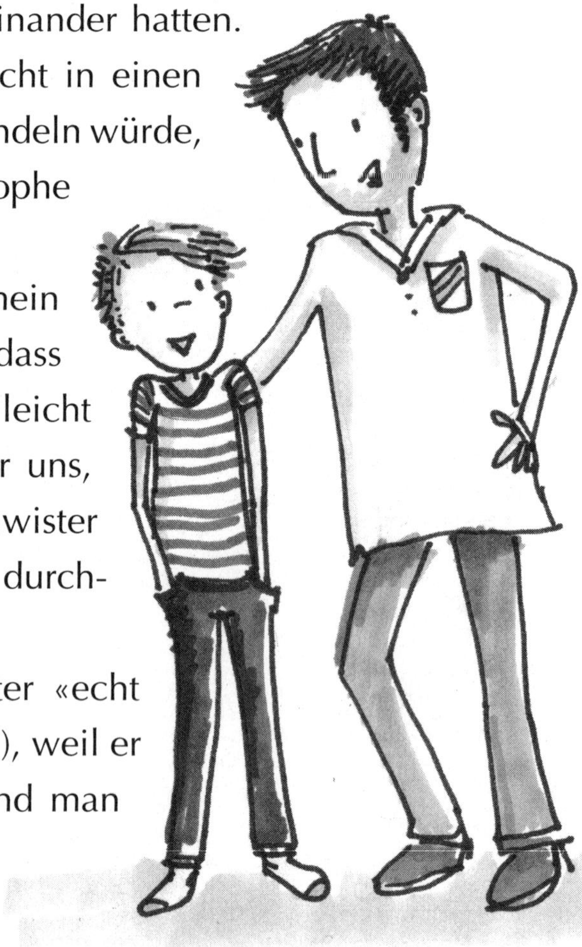

Doch erst mal knurrt mein Magen – ein Glück, dass Mama zum Essen ruft. Vielleicht hat Papa ja einen Tipp für uns, wie man ältere Geschwister überlebt, ohne dabei durchzudrehen.

Toby findet meinen Vater «echt klasse» (ich natürlich auch), weil er witzige Sprüche macht und man voll gut mit ihm reden kann.

«Na, ihr Jungs, wie war euer erster schulfreier Tag?», fragt Papa und klopft Toby dabei herzhaft auf den Rücken.

«Das mit den Schulferien wäre gar nicht so übel, Papa, solange man die nicht bei Familie Hammermann verbringen muss.»

«Na, na, jetzt mach aber mal halblang. So schlimm kann's ja nicht sein. Tobys Eltern halte ich für durchaus zumutbar – zumindest für einen Lausebengel, wie Toby einer ist!»

«Na, daran liegt's ja nicht, meine Ma ist voll okay, zumindest solange Tanja ihr nicht über den Weg läuft und irgendwas zu meckern hat. Da geht Mama hoch wie eine Rakete. In Lichtgeschwindigkeit wird sie von null auf hundertachtzig katapultiert. Haben Sie schon mal auf einem aktiven Vulkan gelebt?»

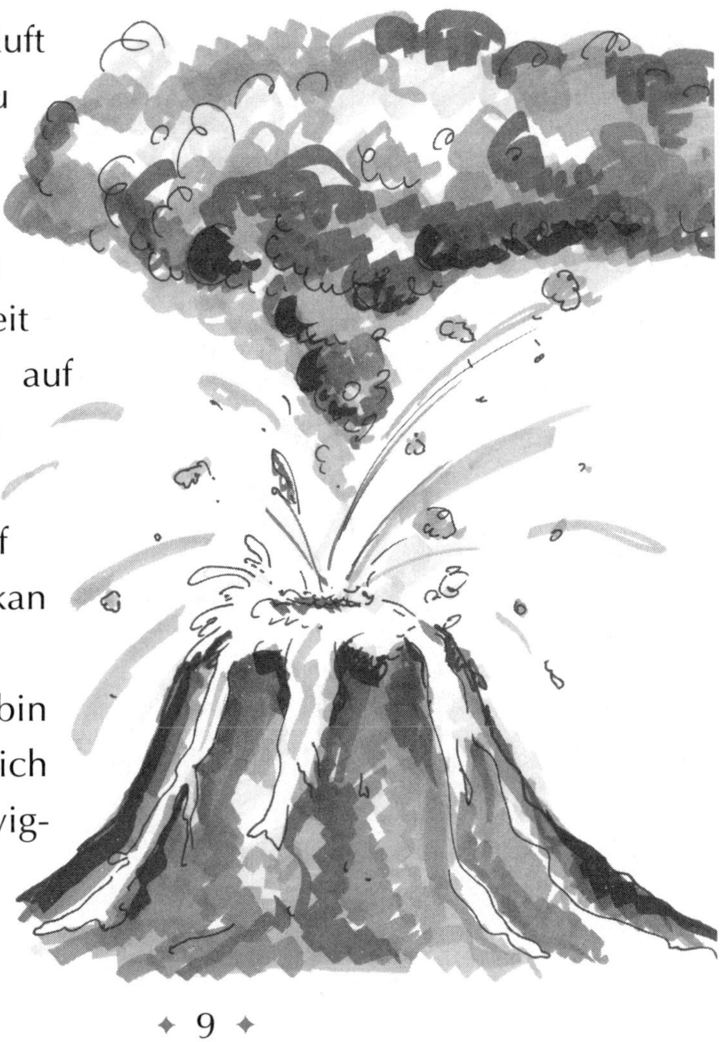

«Natürlich, da bin ich voll der Profi – ich lebe seit einer Ewigkeit mit zwei Teenagern unterm selben Dach, und der dritte wird wohl auch nicht mehr lange auf sich warten lassen.»

«Falls du mich damit meinst, Papa, vergiss es! Toby und ich überspringen diese Phase. Wir setzen uns einfach ab – auf einen weit entfernten Planeten beispielsweise – und tauchen wieder auf, wenn wir erwachsen sind.»

«Klingt abenteuerlich, obwohl ich's eigentlich schade fände, diese aufregende Zeit mit dir zu verpassen.»

«Na, ihr Planetenbummler», mischt Mama sich ein, «jetzt haut erst mal tüchtig rein. Wer weiß schon, ob ihr Lichtjahre entfernt auch Schupfnudeln mit Speck zu futtern kriegt.»

Das Mittagessen verläuft ganz gemütlich. Nicht zuletzt, weil Babsi gerade mit ihrer Freundin nach Berlin gefahren ist, um mal wieder ausgiebig zu shoppen. (Wie man sich so was nur freiwillig antun kann??? ...)

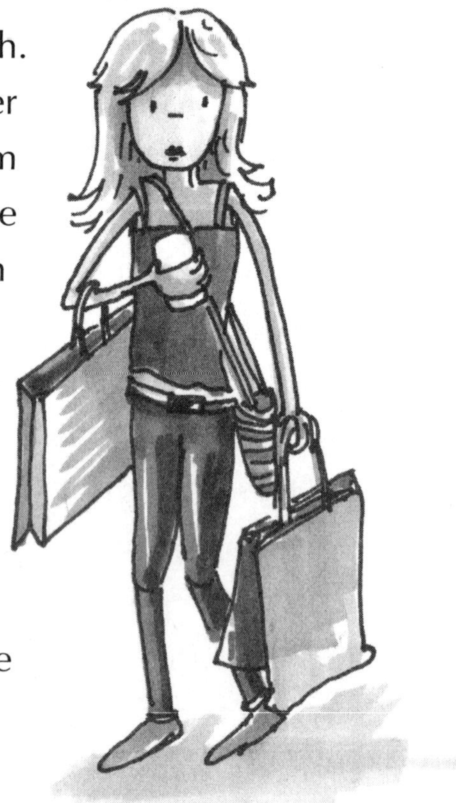

Und mein großer Bruder Tom hat seine Ausbildung zum Mechaniker begonnen und ist seither nur noch abends und an den Wochenenden zu Hause. Obwohl – Tom ist aufs Ganze gesehen eigentlich ziemlich okay.

Beim Nachtisch kommt Papa wieder auf unseren Weltraumtrip zu sprechen.

«Na, ihr zwei, was würdet ihr dazu sagen, wenn die Mama erst mal bei Hammermanns anruft und fragt, ob Toby sich diese Woche bei uns einquartieren darf? Und dann schaun wir mal, was sich machen lässt, damit ihr die nächsten Jahre gut übersteht, ohne dafür ins Weltall aussiedeln zu müssen.»

«Prima Idee, Papa. Gefällt mir!»

Tobys Mama hat nichts dagegen, dass wir zwei es uns hier bei mir gemütlich machen.

Und mein Dad liefert uns auch prompt einen heißen Tipp: «Wie wär's denn, ihr zwei, wenn ihr euch erst mal schlaumachen würdet, was beim Erwachsen-Werden so alles abgeht und warum in dieser Zeit aus prima Kids solch nervige Monster werden? Und wenn ihr wisst, was da passiert, dann lasst ihr euch eben was einfallen, damit die Sache bei euch besser läuft als bei euren Geschwistern. Viele Teenies haben – trotz großer Klappe – nämlich echt keine Ahnung, was in der Pubertät Sache ist.»

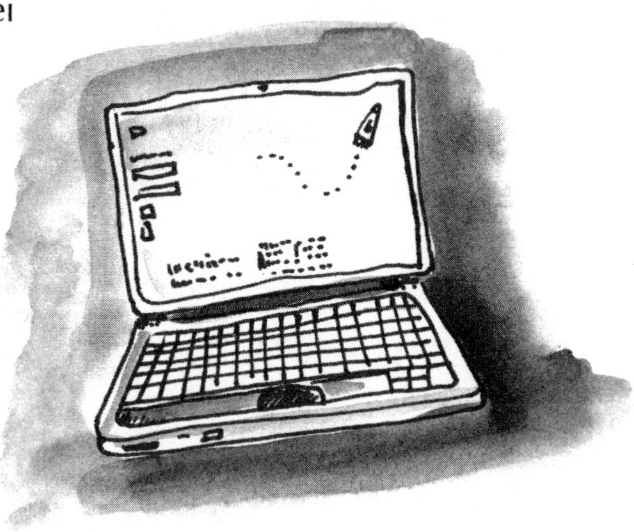

Klingt gar nicht so übel, aber wo kriegt man solche Infos her?

Gemeinsam mit Papa fläzen wir uns auf dem Wohnzimmerteppich, und Papa startet seinen Laptop. Unter dem Stichwort «Teenager» hagelt es nur so von Ergebnissen. Scheint aber wenig Brauchbares dabei zu sein. Mit «Pubertät» klappt die Sache schon besser. Und bei der Adresse «www.fremdewelten.info» wittert mein Freund Toby sofort eine heiße Spur. Passt doch prima zu unserer Idee mit dem Planetentrip!

Papa ist, nachdem er sich die Seiten angeschaut hat, einverstanden, dass wir uns auf eine «virtuelle Abenteuerreise in die Welt des Erwachsen-Werdens» machen.

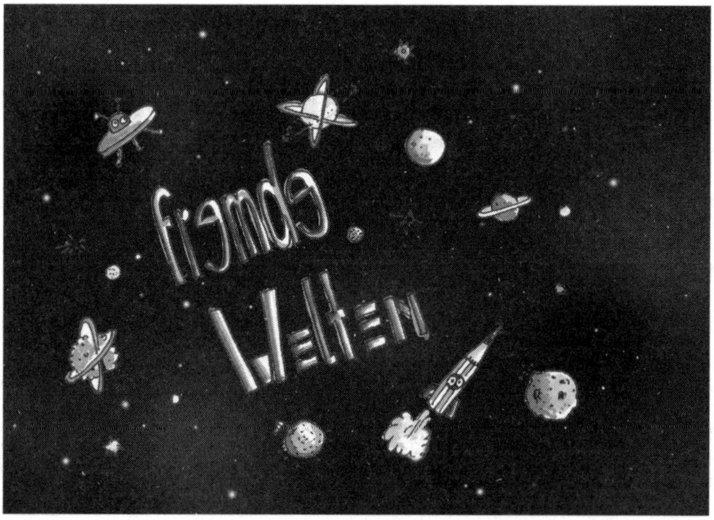

Übrigens: Damit du auch mitbekommst, welchen Planeten wir gerade unsicher machen, lassen wir dich immer wieder mal einen kurzen Blick auf unseren Bildschirm werfen ... Wär' doch zu schade, wenn du was verpasst!

www.fremdewelten.info

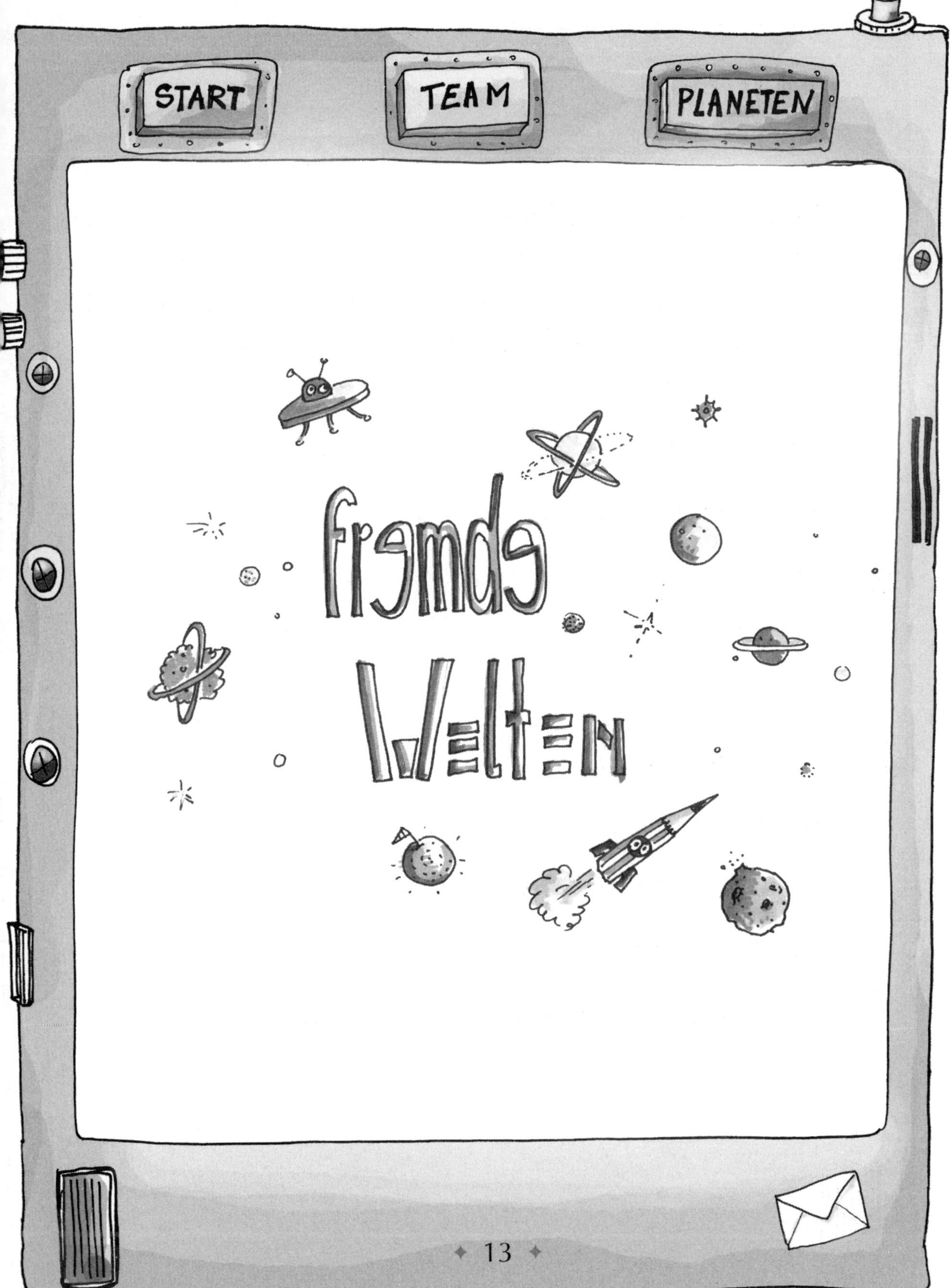
START
TEAM
PLANETEN
fremde Welten

START TEAM PLANETEN

Herzlich willkommen auf fremdewelten.info. Um den Zutrittscode zugeschickt zu bekommen, brauchen wir einige Angaben von dir. Und damit die Sache klar ist: Zutrittsberechtigt sind ausschließlich Jungs zwischen 10 und 13. Kapiert? Dann mal los zum Login:

Vorname/Name: ....

Geburtsdatum: ....

Geschwister: ....

Wohnort: ....

Haarfarbe: ....

Augenfarbe: ....

Hobbys: ....

Lieblings-Schulfach: ....

Deine Zukunftspläne: ....

Was an dir so richtig genial ist: ....

START TEAM PLANETEN

Bei den folgenden Fragen bitte alles anklicken, was zutrifft:

❏ Outdoor-Freak oder ❏ Leseratte?

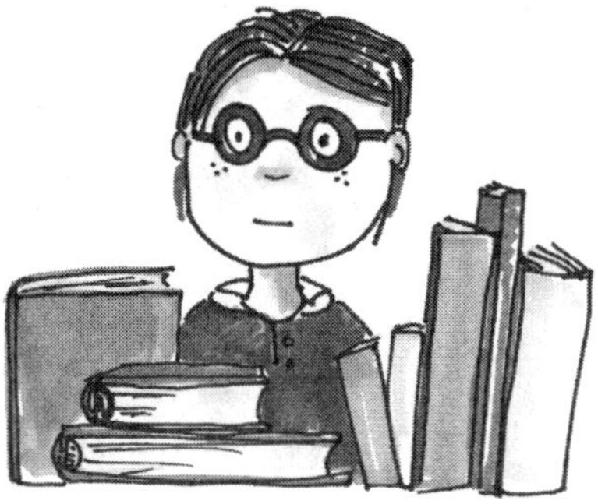

❏ Fußballer	oder	❏ Computergenie?
❏ Angsthase	oder	❏ Mutklotz?
❏ Leithammel	oder	❏ Mitmacher?
❏ Muskelprotz	oder	❏ kluges Köpfchen?
❏ Perfektionist	oder	❏ Chaot?
❏ Warm-	oder	❏ Kaltduscher?
❏ Denker	oder	❏ Sprücheklopfer?
❏ Tagträumer	oder	❏ Weltverbesserer?

«Mensch, Toby, diese Sache mit den Fragen ist gar nicht so easy. Oft trifft ja irgendwie beides zu. Mal bin ich ein echter Mutklotz und steh zu meiner Meinung, dann wieder krieg ich Schiss und verkriech mich feige hinter dem Rücken anderer. Die einzige Frage, die ich eindeutig beantworten kann, ist die mit der Duscherei. Kalt duschen? Igitt! Ob wir einfach beides anklicken sollen, wenn beides zu uns passt?»

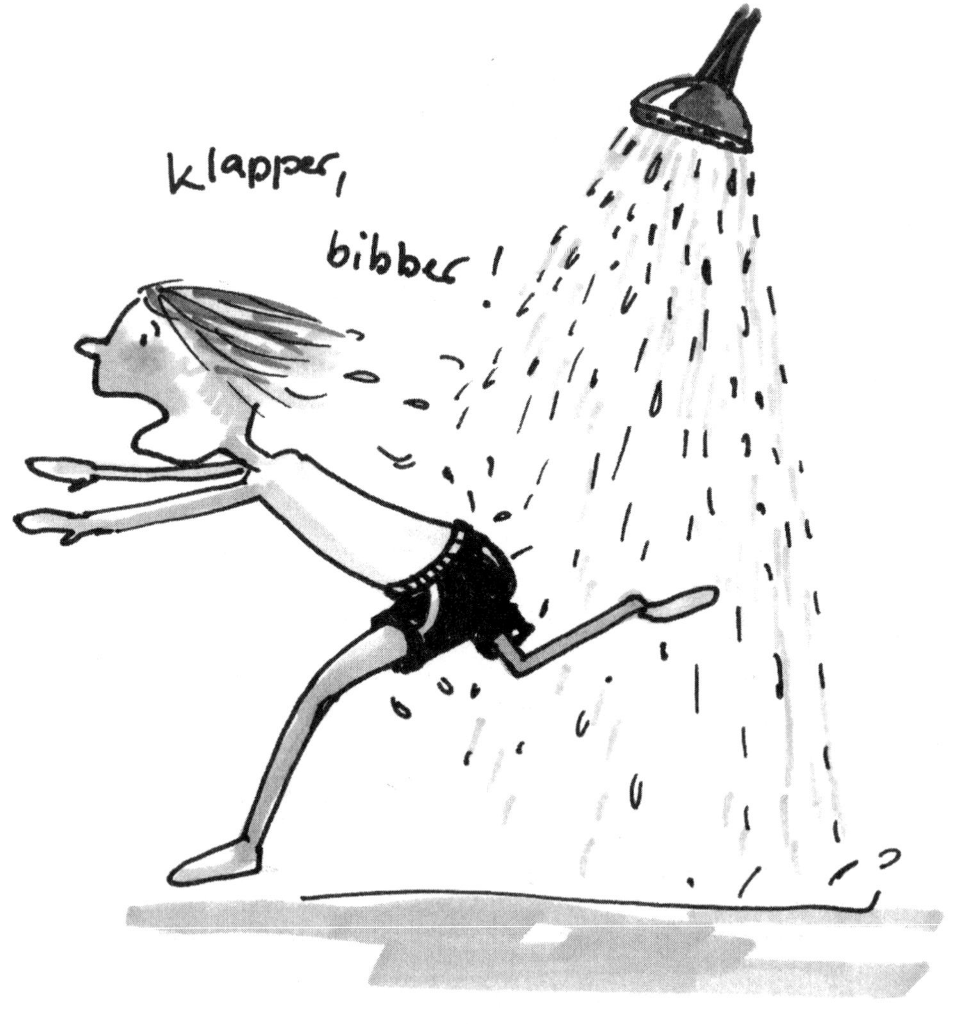

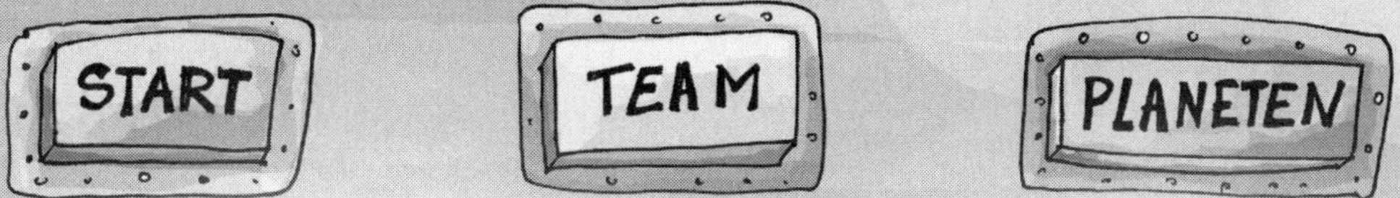

Planet 1:

Herzlich willkommen, die Welt braucht dich!

Gratuliere! Du hast den Anflug auf unsere Welten beim ersten Versuch geschafft, weil du nicht nur clever, sondern auch ehrlich bist. Wir mögen nämlich keine Besucher, die ständig den krassen, furchtlosen oder absolut perfekten Typen vorspielen.

Dass du unsere Fragen nicht eindeutig beantworten konntest, zeigt, dass du nicht Massenware, sondern ein Original bist. Mit allem hin und her und allen Widersprüchen, die dazugehören. Mal mutig, mal Angsthase. Mal Denker und Macher, mal Anführer, mal Mitläufer (oder was auch immer du angeklickt hast …).

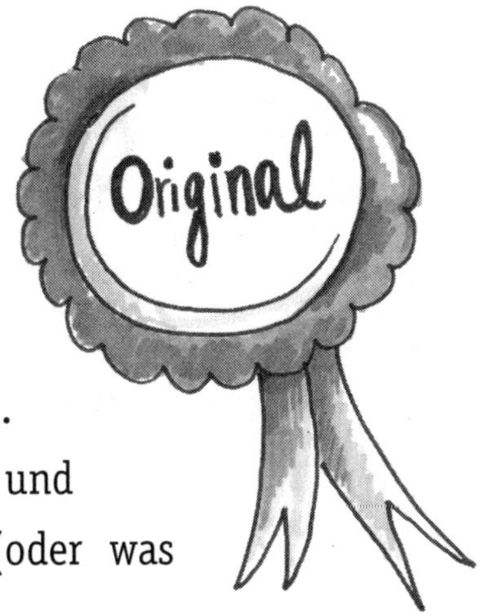

Und falls dir das noch niemand gesagt hat: Die Welt braucht dich. So wie du gemacht bist. So wie du tickst. Mit deinen Begabungen und Schwächen.

Weil es niemanden gibt, der genauso ist wie du, bist du unersetzlich. Niemand kann den Platz ausfüllen, an dem du stehst. Weil du eben du bist. Ein Original. Originell. Gut gemacht. Genau richtig. Mit allem beschenkt, was du brauchst, um deinen Auftrag in dieser Welt auszuführen. Begriffen?

(Falls nicht, klopf dir leicht an den Hinterkopf, damit die Sache reingeht. Ist nämlich voll wichtig, das zu kapieren!)

Und übrigens: Vergleiche dich nicht ständig mit anderen. Du bist du, und das ist gut genug.

Lern dich kennen. Entdecke, was du gut machst. Und schiel nicht auf das, was deine Freunde können. Andere zu kopieren ist eine fade Sache. Zu fade für dich jedenfalls. Bring deine Fähigkeiten ein. Mach etwas aus dem, was du kannst. Vielleicht fragst du mal deine Freunde oder deine Eltern, was sie besonders an dir schätzen und mögen. Und dann fang an, diese Fähigkeiten einzusetzen. Für dich und für die anderen. Du lebst ja nicht allein auf dem Planeten Erde. Diese Welt braucht genau DICH!

Junge sein? Gefällt mir!

Du bist auf unserem Planetensystem gelandet, weil du wissen willst, was es bedeutet, ein echter Kerl zu werden. Nun, das fängt damit an, dass du dich daran freust, ein Junge zu sein.

Ob dir das immer leichtfällt?

Manche Jungs leben mit dem Gefühl, dass sie wohl besser ein Mädchen geworden wären. Weil ihre Eltern lieber ein Mädchen gehabt hätten. Oder weil gewisse Leute Mädchen lieber mögen und bevorzugen. Oder weil ihre Lehrer den Mädels nie eine Strafarbeit aufbrummen. Oder weil …

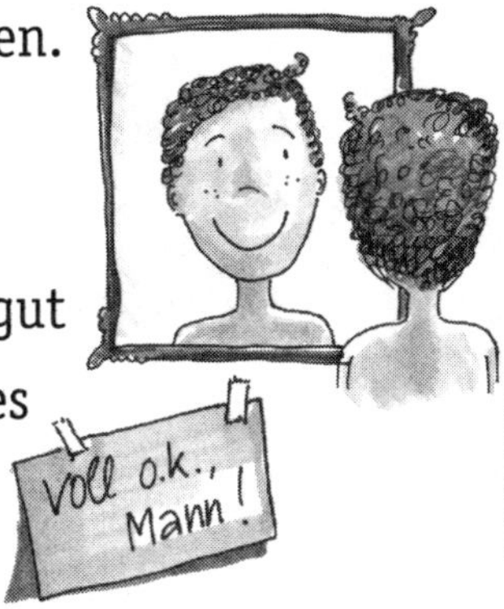

Fakt ist aber, dass du ein Junge bist – und das ist gut so. Punkt. Schluss. Freu dich an den Vorteilen, die es hat, zu den Jungs zu gehören, und sei gespannt auf den klasse Mann, der du in ein paar Jährchen sein wirst!

Nicht vergessen: Wichtig ist, dass du als Junge zur Welt gekommen bist, und nicht, was andere von dir denken oder meinen oder wollen. Sei einfach du selbst! Und entdecke, wie toll es ist, ein Junge zu sein!

«Echt gut, wie die das Thema rüberbringen. Meine Mam hatte sich eigentlich auch ein Mädchen gewünscht. Aber unterdessen ist sie ganz happy mit mir. Kein Wunder, wenn ich an Tanjas ständiges Gezicke denke …»

«Tja, das wäre echt schade gewesen, wenn du ein Mädchen geworden wärst. Denn dann könntest du nicht mein bester Freund sein. Du weißt ja, ich mag keine Shoppingtouren …» ☺

«Was sagst du zu 'ner Fahrradtour zur Eisbude? Ich spendier uns beiden ein extra großes Softeis. Mama hat mir nämlich noch Kohle zugesteckt, als ich zu Hause losging. So'n richtig schönes Eis haben wir uns nach all dem Ferienanfangsstress und unserer Reise zu weit entfernten Planeten doch echt mehr als verdient.»

Bei Sammys Eisdiele angekommen, erwarten uns leider nicht nur Eisberge, sondern auch Dorftussi Anja und ihr Möchtegern-krasser-Freund Johnny, die beide zu unserer Schulklasse gehören.

«Auch das noch», stöhnt Toby leise und versucht, möglichst locker an den beiden vorbeizukommen.

«Wen haben wir denn da? Hammer-Mann und Krieger, wie immer brav zusammen unterwegs? Davon, dass man auch mal mit 'nem Mädel abhängen könnte, habt ihr wohl noch nichts gehört?! Na ja, ist eben nichts für Loser! Schon tüchtig ‹Räuber und Gendarm› gespielt heute?»

«Mach 'ne Fliege, Johnny», überspielt Toby die oberpeinliche Situation. «Nicht jeder braucht ein Mädchen, um sich als Kerl zu fühlen.»

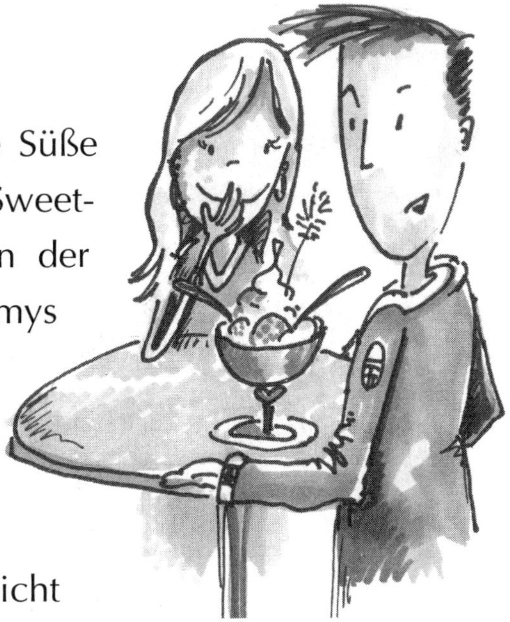

Unser Mädchenfreund und seine Süße verschlucken sich fast an ihrem «Sweet-Lover-Eis», und wir suchen uns in der Zeit eine gemütliche Ecke in Sammys Bude.

Die platschvollen Bäuche machen uns beim Nachhause-Radeln ziemlich zu schaffen. Toby ist leicht grün im Gesicht, und auch ich hab nichts dagegen, eine kleine Pause einzulegen.

«Ob wir tatsächlich Loser sind, wenn wir nicht mit Mädels rumhängen?», frage ich Toby, der unterdessen wieder zu seiner Ursprungsfarbe zurückgefunden hat.

«Ach, mach dir nichts draus. Johnny ist eben Einzelkind und hatte nie das Glück – oder Pech!? –, mit Mädels zusammenzuleben. Jetzt muss er nachholen, was ihm an Schwesterliebe gefehlt hat. Wenn ich nur schon dran denke, wie viel Stress Johnnys Liebesgeschichten in letzter Zeit in unserer Klasse ausgelöst haben. Heute ist Anja noch die Beste, morgen ist sie dann plötzlich nur noch ‹diese doofe Kuh›, über die kräftig hergezogen wird. – Nein danke, da würd ich doch lieber jeden Tag den Flur schrubben oder das Klo putzen!»

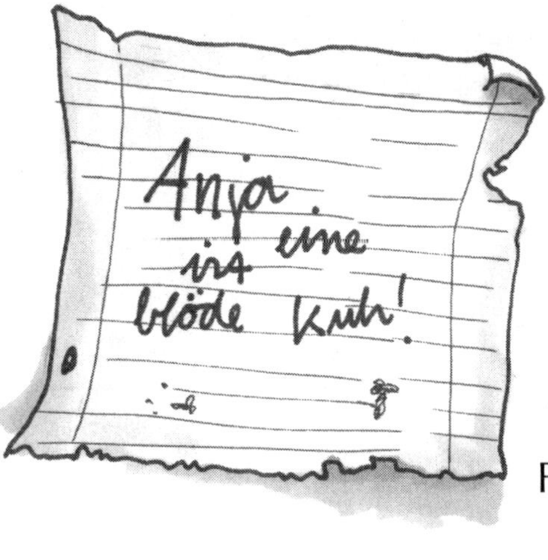

Zu Hause angekommen, setzen wir beide unseren «fremdewelten»-Trip fort. Bis zum Abendessen wird es noch einige Zeit dauern, und die Sache mit den «Losern» geht mir nicht mehr aus dem Kopf. Vielleicht haben unsere Plattformfreunde ja auch dazu einen Tipp.

Da steht: «Du und die anderen.» Das klingt für den Anfang schon mal gar nicht übel.

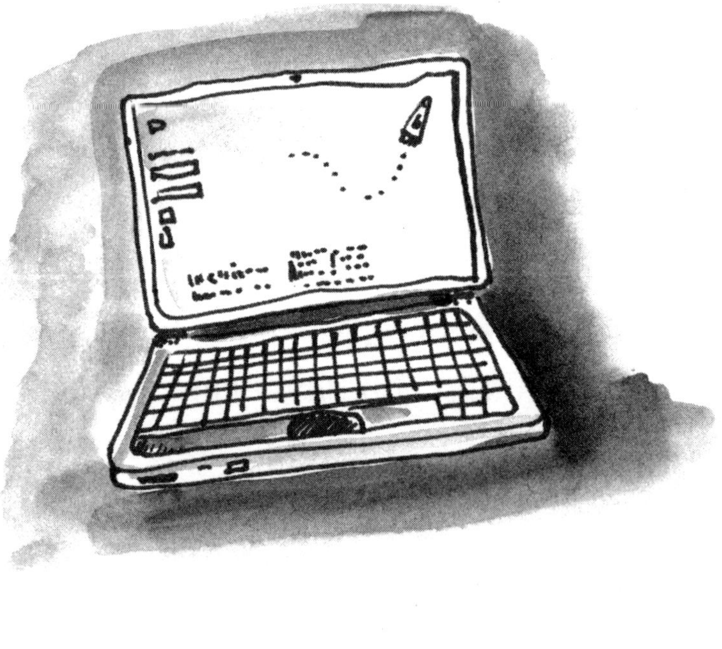

Planet 2:

Du und die anderen: Beziehungen leben

Als **Menschen** sind wir von Anfang an auf Beziehung programmiert. Ohne die Beziehung zu anderen können wir nicht leben. Wenn ein Neugeborenes keine Zuwendung bekommt, wird es krank und kann im Extremfall sogar sterben.

Aus diesem Grund werden Menschenkinder nicht in den Sand gelegt und von der Sonne ausgebrütet, wie dies bei Schildkröten geschieht.

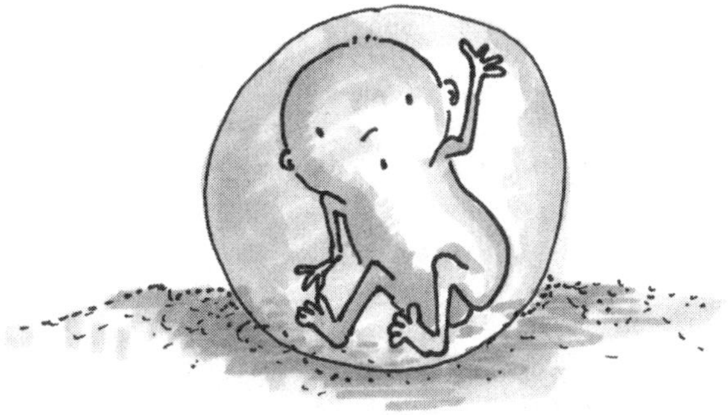

Du bist unter dem Herzen deiner Mama gewachsen und hast schon lange vor der Geburt Bekanntschaft mit deiner Familie und vielen anderen Menschen gemacht. (Schon drei Monate vor der Geburt konntest du hören und vertraute Stimmen wiedererkennen.)

Familie kannst du dir nicht aussuchen, aber du bestimmst mit, wie gut eure Beziehungen zueinander sind. Entscheide dich dafür, mit deinen Geschwistern Spaß zu haben, statt dich in doofen Streitereien zu verlieren. Und begegne deinen Eltern auch dann mit Respekt, wenn du mies drauf bist.

Wie gut die Stimmung bei euch zu Hause ist, hängt – unter anderem – auch von dir ab.

Und bitte vergiss nicht: Wenn ihr euch miteinander verbündet, seid ihr (fast) unschlagbar. Es gibt nichts, was auf Dauer glücklicher macht als eine Familienbande, die durch dick und dünn zusammenhält.

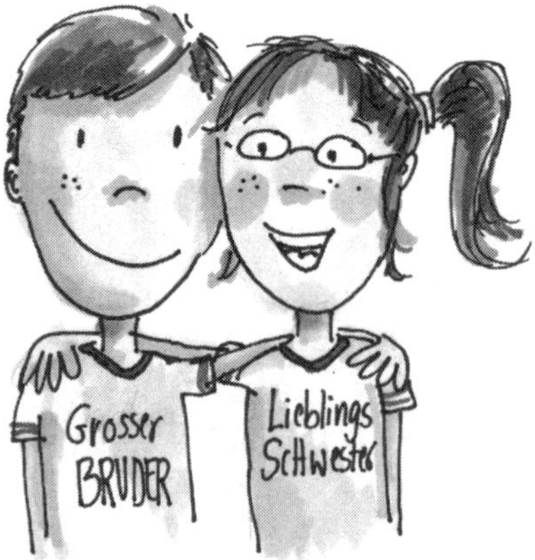

Freunde zu haben ist eine echt gute Sache, die oft damit anfängt, dass du anderen der Freund bist, den du selber gerne hättest. Mit der Zeit wirst du merken, wer zu dir passt, wer dir guttut und mit wem du gerne Zeit verbringst. Gute Freunde sind Menschen, bei denen du dich voll entspannen kannst, weil sie dich so mögen, wie du bist. Echte Freunde müssen einander nicht dauernd beweisen, wie cool sie sind. Freunde können streiten und sich wieder versöhnen. Echte Freunde geben nicht einfach auf, wenn's schwierig wird. Sie stehen auch dann zu dir, wenn es dir schlecht geht, andere dich fies behandeln oder links liegen lassen.

Nicht immer ist es leicht, ein guter Freund zu sein. Aber es lohnt sich, daran zu arbeiten.

Mädchen ticken in manchen Bereichen völlig anders als Jungs. Das kann einen stressen, zugegeben, aber der Bauplan dahinter ist genial. Mann und Frau sind so gemacht, dass sie sich gegenseitig ergänzen – und das nicht nur körperlich. Zusammen können sie ein richtig starkes Team sein. Das zu begreifen braucht Zeit und Köpfchen, aber du wirst sehen, wie viel besser du mit Mädchen klarkommst, wenn du diese Sache kapiert hast.

In vielen Schulklassen ist «verliebt sein und miteinander gehen» jetzt das Thema Nummer eins. Was einen ganz schön stressen kann, weil es ein ständiges Auf und Ab, Eifersüchteleien, Lästern und Spannungen mit sich bringt. Lass dich davon nicht stören. Geh deinen eigenen Weg, und genieße die Zeit mit guten Freunden oder mit deiner Clique.

In der Gruppe könnt ihr ganz viel Spaß haben, ohne euch auf einen einzigen Menschen fixieren zu müssen. Du kannst Mädchen näher kennenlernen, ohne ihnen gleich ewige Liebe zu schwören, die sich dann doch wieder in Luft auflöst, weil es einfach noch nicht Zeit dafür ist.

Viele Jungs in deinem Alter äffen ständig die Erwachsenen nach und können es nicht erwarten, das zu kopieren, was Erwachsene tun. Was doch eigentlich ziemlich schade ist. Erwachsen sein kannst und musst du ein ganzes Leben lang – verpass es deshalb nicht, die Zeit als Jugendlicher jetzt noch so richtig auszukosten und Dinge zu tun, für die du irgendwann schlicht und einfach keine Zeit mehr haben wirst.

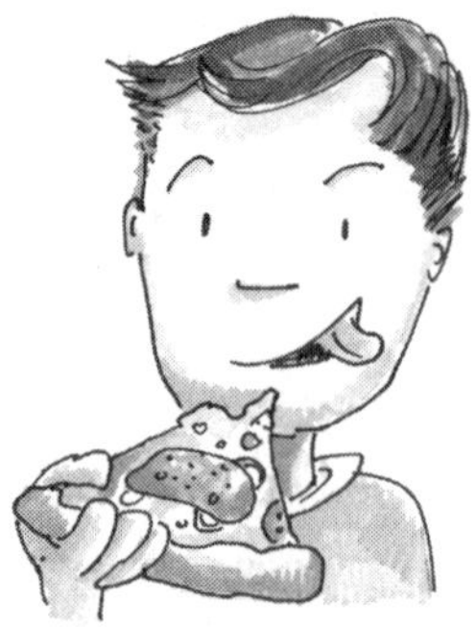

«Post für dich, Tim», ruft Babsi und hämmert gegen meine Zimmertür.

«Immer mit der Ruhe!», brumme ich und rapple mich auf.

«Seit wann stehst du denn auf rosa Blümchen?», witzelt mein Schwesterherz und grinst.

«Du hast bestimmt übersehen, dass der Brief für dich ist», gebe ich zurück und reiße ihr das Ding aus der Hand.

«Igitt, rosa mit Glitzer, wer wohl so ein behämmertes Briefpapier benutzt?», fragt Toby und verzieht angewidert sein Gesicht.

«Nun mach schon, Tim, spann uns nicht so auf die Folter!», drängt Babsi. «Ich will jetzt endlich wissen, wer dir während der Sommerferien derart kitschige Briefe schreibt.»

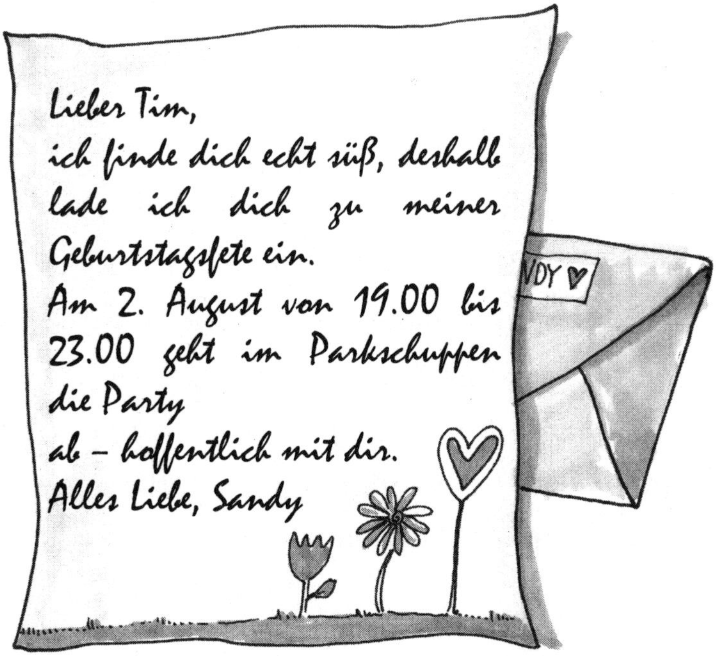
Lieber Tim,
ich finde dich echt süß, deshalb
lade ich dich zu meiner
Geburtstagsfete ein.
Am 2. August von 19.00 bis
23.00 geht im Parkschuppen
die Party
ab – hoffentlich mit dir.
Alles Liebe, Sandy

«Wow, das wird bestimmt DER Hammer», stichelt Babsi und verzieht sich nach unten, um die Sache brühwarm ihrer Freundin weiterzuerzählen.

Doofe Tratsche!

«Schade, dass ich nicht mitdarf», jammert Toby. «Ich ruf gleich meine Mum an, vielleicht hab ich heute ja auch Post gekriegt! Obwohl, so gutaussehend wie du ist nun mal nicht jeder! ...»

Das reicht fürs Erste! Ich packe Tobys Beine, reiße ihn zu Boden und setze mich auf seinen Brustkorb.

«Nimm zurück, was du eben gesagt hast, oder ich benutze deine freche Klappe als Papierkorb. Du kannst gerne an meiner Stelle zu Sandys Party gehen. Sie wird sich bestimmt nicht mehr einkriegen vor Glück!»

«Nur das nicht», ächzt Toby. «Ich nehm alles zurück, wenn ich nicht zu dieser Fete muss! Und nimm deine Kilos weg von mir, bevor ich ersticke, ja?»

«Nur, wenn du morgen mit mir Angeln fährst», sage ich und grinse schadenfroh. (Toby hasst es, unschuldige Regenwürmer auf irgendwelche Haken zu spießen.)

«Na ja, dann doch noch lieber glibberige Würmer», seufzt Toby, windet sich unter mir hervor und lässt sich erschöpft auf seine Matratze fallen. «Beim Angeln haben wir wenigstens Zeit, uns wieder mal so richtig ausgiebig zu unterhalten. Ohne Mädchengequatsche – unter Männern, sozusagen.»

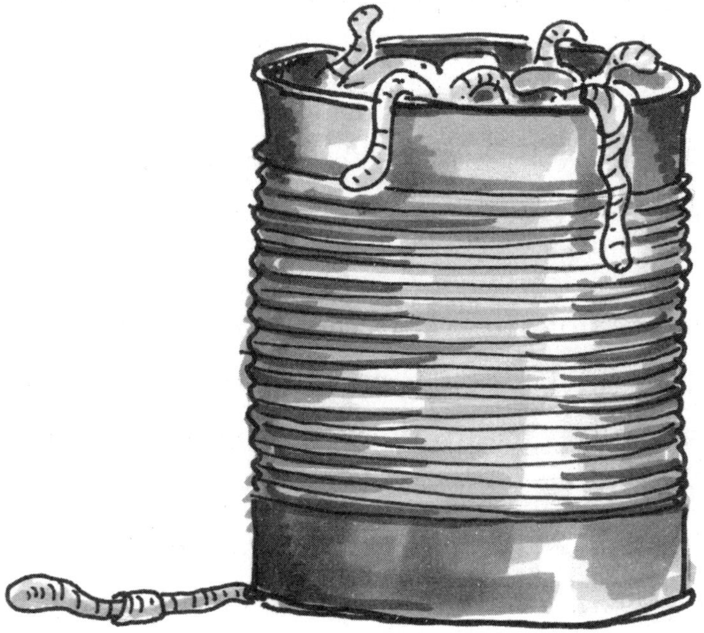

«Na, da bin ich ja mal gespannt», meint Mama, die eben den Kopf durch den Türspalt steckt. «Meiner Erfahrung nach geht vielen Männern der Gesprächsstoff spätestens nach den Sportnachrichten aus. Eigentlich schade, denn es würde uns Frauen schon interessieren, was ihr zu sagen habt. Ich mag es, wenn Papa mir erzählt, was er denkt, was ihn beschäftigt, freut oder ihm Sorgen macht. Vielleicht müsste es einfach noch mehr Jungs geben, die entdecken, dass sie echt was zu sagen haben. Männer, die Freundschaften pflegen, so wie ihr beiden. – Übrigens: Gerade hat Tobys Mutter angerufen und lässt fragen, ob ihr Lust hättet, heute Abend mit Papa, Tom und Tobys Vater zum Openair-Kino am See zu fahren?»

«Das hatte ich ganz vergessen», meint Toby und tippt sich an die Stirn. «Aber klar doch, keine Frage, dass wir da mitfahren, oder?»

«Logisch», antworte ich und angle mit den Zehen nach meinem Lieblingspulli, der ziemlich zerknautscht unter meinem Bett liegt.

«Na, dann mal ab unter die Dusche mit euch. Ich hab unten Sandwichs bereitgestellt, damit ihr während des Films nicht an den Nägeln kauen müsst. Babsi und ich schieben uns später gemütlich eine Pizza in den Ofen. Und morgen könntet ihr mal nachschaun, ob es auf eurer Website auch einen Planeten zum Thema ‹Männergespräche› gibt. Müsste es eigentlich schon, denke ich.»

Na, erst mal haben wir dafür keine Zeit. Ein Kinoabend unter Männern – da lassen wir uns bestimmt nicht zweimal bitten!

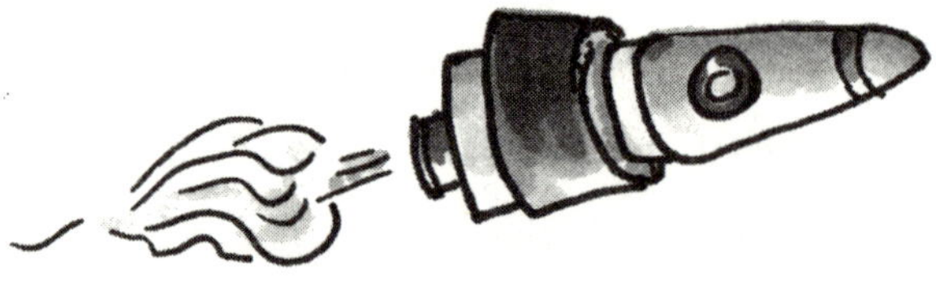

Planet 3:

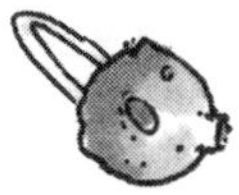

Spuck's aus, Junge, du hast was zu sagen!

Im Gegensatz zu vielen Mädels tun manche Jungs sich schwer damit, ihre Gedanken und Gefühle in Worte zu fassen und mit anderen zu teilen. Was ziemlich schade ist, Junge, denn du hast was zu sagen. Deine Meinung ist gefragt und wird gebraucht. Und übrigens: Reden kann man genauso wie alles andere trainieren.

Gefühle ausdrücken

Damit aus dir ein guter Gesprächspartner wird, ist es wichtig, dass du deine Gefühle wahrnimmst und darüber sprechen kannst. Die Idee, dass echte Kerle immer ganz cool bleiben, ist einfach nur doof. Du bist doch kein Roboter, der gefühllos durch die Gegend trampelt! Angst, Wut und

Frust gehören genauso zu dir wie die Fähigkeit, Vertrauen zu schenken, andere zu mögen, Wertschätzung auszudrücken oder total mutig zu sein.

Je besser du dich selber kennst und je mehr du dich magst, desto leichter wird es für dich werden, gute Beziehungen zu anderen Menschen aufzubauen.

Selbstbewusstsein bedeutet ja, dass du deinen Wert kennst und weißt, dass du – so wie du bist – in Ordnung bist. Dass du dich an dem freust, was du gut hinkriegst, gleichzeitig aber auch keine Angst hast, zu deinen Patzern und Grenzen zu stehen.

Echt selbstbewusste Männer brauchen übrigens nicht den Helden zu spielen, wenn sie Angst haben oder traurig sind. Und Weinen ist nicht peinlich, sondern schlicht und einfach normal, ehrlich und entlastend.

Tränen transportieren unter anderem Giftstoffe aus dem Körper ab – eine geniale Einrichtung also, die deine Innenwelt «putzt» und dir hilft, Wut, Schmerz oder andere belastende Gefühle rauszulassen, statt alles einfach runterzuwürgen und dabei fast zu ersticken.

Sprich mit deinen Freunden, deinen Eltern oder anderen Vertrauenspersonen, wenn du Kummer hast oder etwas dich so richtig belastet und runterdrückt. Du musst nicht mit allem allein fertigwerden können. Wozu hat man denn Freunde und Familie?

Informationen und Argumente sammeln

Mach dich schlau, informier dich und hör gut zu, wenn's bei euch am Familientisch um wichtige Themen geht. Sammle Informationen, bilde dir eine Meinung und frag nach, was deine Eltern, deine Geschwister oder eure Freunde dazu denken. Nichts ist öder als Leute, die immer mit der Masse blöken und keine eigenen Ideen und Gedanken entwickeln.

Nicht immer ist das, was «in» ist oder was die Mehrheit macht, auch richtig. Selber denken zu können und sich dann für das, was man für richtig hält, zu entscheiden, ist eine wichtige Sache.

Nicht mitblöken, sondern Klartext reden

Deine Schulkameraden mobben einen Schwächeren oder machen sich einen Spaß daraus, ältere Menschen im Bus anzupöbeln? Ohne dich!

In der Schule werden blöde Sprüche über Mädchen geklopft und Jungs, die nicht so trendy sind, als «Loser» oder «Behinderte» beschimpft? Hast du nicht nötig. Keiner wird dadurch besser, dass er andere runtermacht. Im Gegenteil.

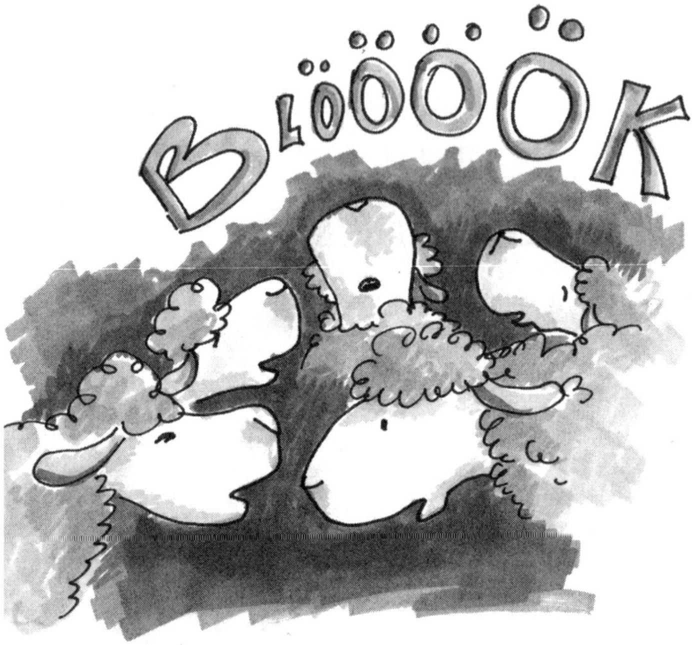

Zu deiner Meinung stehen

Eine eigene Meinung zu haben und dazu zu stehen, ist nicht immer leicht, aber es lohnt sich. Echte Freunde werden das zu schätzen wissen, und du wirst durch deinen Mut Situationen, Menschen und damit letztlich die Welt verändern und sie ein kleines bisschen besser machen. Spuck's aus, Junge, du hast echt was zu sagen!

«Die haben gut reden!», meint Toby und krault meinen Kater Kasimir, der sich schnurrend zwischen uns gedrängt hat, hinter den Ohren. «Weißt du noch, wie lange ich von den Krassen unserer Schule gemobbt wurde, weil ich dazwischenging, als sie zu dritt einen der neuen Schüler vermöbeln wollten?»

«Logisch erinnere ich mich», gebe ich zur Antwort und schubse Kasimir, der sich am liebsten quer auf Papas warmgelaufenen Laptop gelegt hätte, zur Seite.

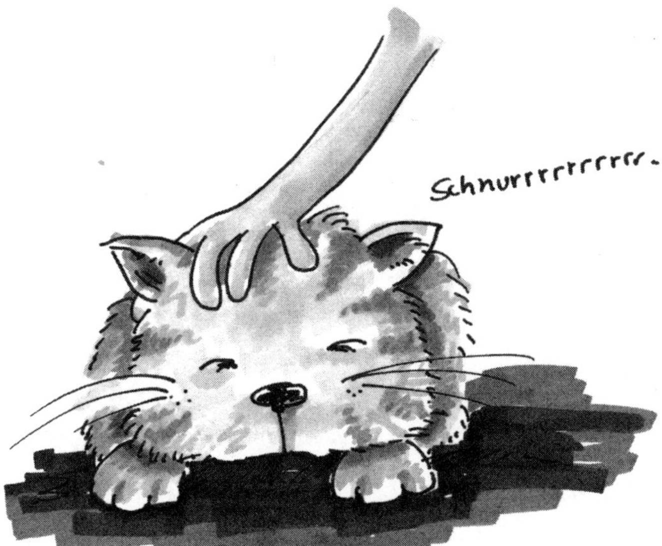

«Du hast dir damit aber nicht nur Feinde, sondern auch neue Freunde geschaffen. Und insgeheim bewundern dich auch all die Feiglinge, die einfach nicht den Mut haben, diesen Großmäulern die Stirn zu bieten. Jungs, die sich nur in der Gruppe richtig stark fühlen, sind letztlich doch eine ziemlich armselige Sache, oder etwa nicht?»

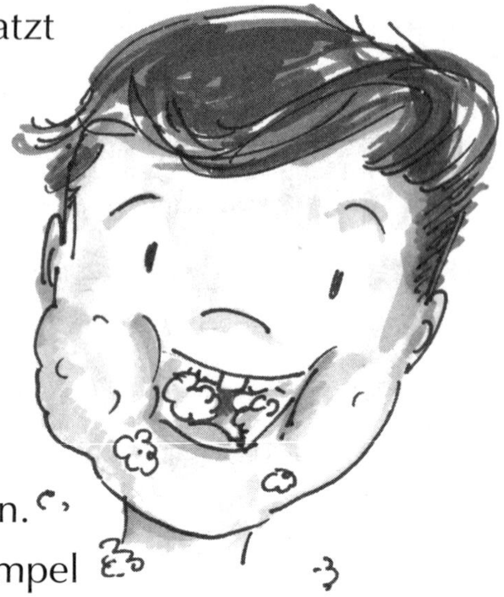

«Und ob das Weicheier sind!», platzt mein Bruder Tom in unsere Unterhaltung rein und fläzt sich mit einer Tüte Popcorn aufs Sofa. «Ein Arbeitskollege erzählte heute, dass er zufällig an eine Situation rangelaufen ist, bei der fünf Jugendliche einen Rollstuhlfahrer angepöbelt und mit Fußtritten traktiert haben. Da sind sie bei ihm und seinem Kumpel aber ganz schlecht gelandet. Beide machen Kampfsport und daher kurzen Prozess mit Möchtegern-Schlägern. Das wär ja vielleicht auch was für euch beide. Hammermann und Krieger mit schwarzem Gürtel – klingt ziemlich gruselig, finde ich.»

«Wer weiß», gebe ich zur Antwort, «und wenn du jetzt noch aufhören könntest, den ganzen Teppich mit Popcorn vollzusabbern, hätte ich auch nichts dagegen! Im Gegensatz zu deiner Bleibe wird meine Bude hin und wieder mit dem Staubsauger bearbeitet.»

«Nur nicht ausfällig werden, Kleiner!», meint Tom und schüttet sich den letzten Rest Popcorn in den Rachen. «Es gibt eben auch Leute, die etwas arbeiten, statt faul zu Hause rumzuhängen. Was habt ihr denn unterdessen bei eurem Planetentrip so alles entdeckt?»

Planet 4:

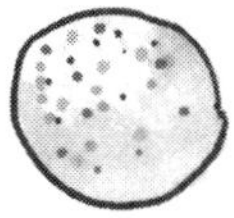

Junge, Junge, da geht was ab!

Pubertät – so nennt man die Zeit, in der du jetzt langsam vom Jungen zum Mann wirst. Los geht's meistens damit, dass du größer wirst. Oft wachsen zuerst die Arme und Beine, dann der Rest deines Körpers. (Was sich auch mal ziemlich schräg anfühlen kann, wenn du plötzlich eine Nase wie Pinocchio kriegst oder deine Arme überdimensional lang werden … Aber keine Sorge, das gibt sich wieder! ☺)

Wenn die Brust besonders schnell wächst, kann das auch etwas schmerzen, bevor der restliche Brustkorb nachzieht und du einen richtig männlichen Oberkörper kriegst. Überhaupt werden deine ganzen Körperformen männlicher (breitere Schultern, schmale Taille, kantigeres Gesicht). Dass dein Körper dafür echt viel Energie braucht, versteht sich von selbst – deswegen hast du jetzt viel mehr Appetit.

Volle Hormonpower ist angesagt: Das männliche Geschlechtshormon mit Namen Testosteron wird jetzt in Massen in deinen noch murmelgroßen Hoden gebildet und sorgt dafür, dass die Hoden, aber natürlich auch Hodensack und Penis größer werden.

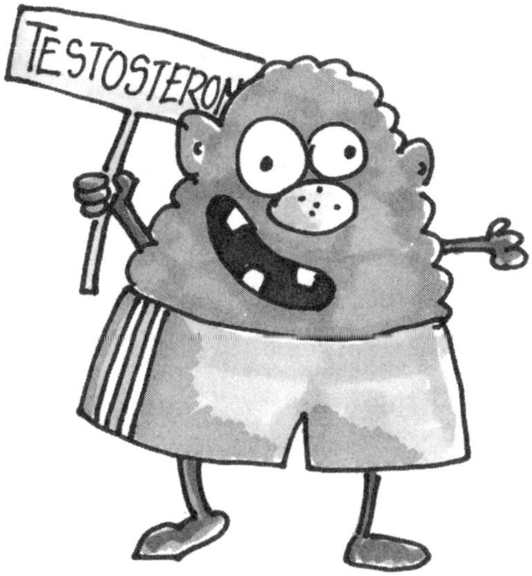

Außerdem erscheinen jetzt die ersten Schamhaare am Hodensack und danach auch oberhalb des Penis. Später wachsen unter den Armen die Achselhaare, und der Bartwuchs beginnt mit einem anfangs kaum sichtbaren Oberlippenflaum.

Nicht nur dein Körper und die Geschlechtsorgane wachsen, sondern auch die Stimmbänder, weswegen du eine tiefere Stimme kriegst. In der

Übergangszeit, die Stimmbruch genannt wird, ist es manchmal schwierig, den richtigen Ton zu finden. (Nicht der richtige Moment, um in einer Casting-Show aufzutreten … ☺) Doch diese Phase dauert meist nicht lange, und bald werden Bekannte dich am Telefon mit deinem Papa oder deinen älteren Brüdern verwechseln.

Über das Blut gelangt das Männlichkeitshormon Testosteron auch zu deinen Muskeln. Mit ein bisschen Training können die jetzt ganz schön zulegen. Wegen dieser muskelaufbauenden Wirkung von Testosteron sind Männer in der Regel auch kräftiger als Frauen.

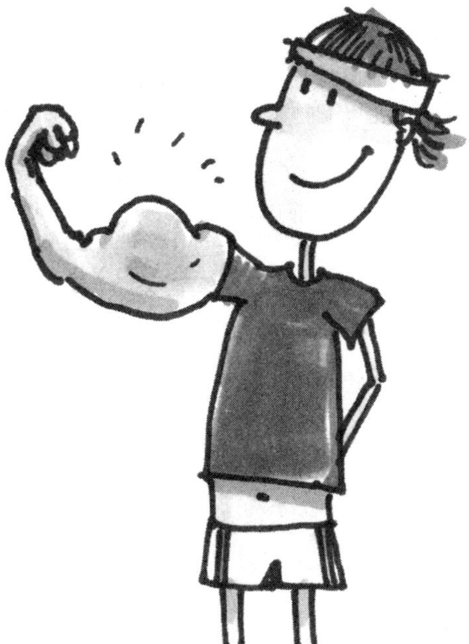

Erektion und Co.: Häufiger als früher bekommst du jetzt einen steifen Penis – «Erektion» nennen die Fachleute das. Nicht wenige wachen morgens schon damit auf, wenn sie aufs Klo müssen. Auch wenn du beim Sport eine enge Hose anhast, die am Penis reibt, oder du im Schwimmbad aus dem kalten Wasser kommst, kann es zu einer Erektion kommen. Das kann schon mal peinlich sein, ist aber total normal und nichts, wofür Mann sich zu schämen braucht.

Irgendwann wachst du vielleicht auch nachts mal mit einem steifen Penis auf und hast eine feuchte oder nasse Schlafanzughose. Dann hast du nicht in die Hose gemacht (das könnte man riechen), sondern du hattest deinen ersten nächtlichen Samenerguss.

In deinem Körper hat die Spermienproduktion begonnen. Bei einem Samenerguss kommen circa zwei bis sechs Milliliter Samenflüssigkeit (= Sperma) aus dem Penis raus (etwa so viel, wie auf einen Teelöffel passt). Vielleicht bist du auch gar nicht richtig aufgewacht und bemerkst erst am Morgen etwas Weißliches, Eingetrocknetes in deiner Schlafanzughose, die jetzt eine Wäsche nötig hat.

Solch ein nächtlicher Samenerguss, auch «feuchter Traum» genannt, ist etwas ganz Natürliches und kommt bei jedem Jungen in der Pubertät zwischen elf und fünfzehn zum ersten Mal vor. Wann es bei dir so weit ist, weiß man nicht, ebenso wie niemand vorhersagen kann, wann bei dir welche körperliche Veränderung geschieht. Du

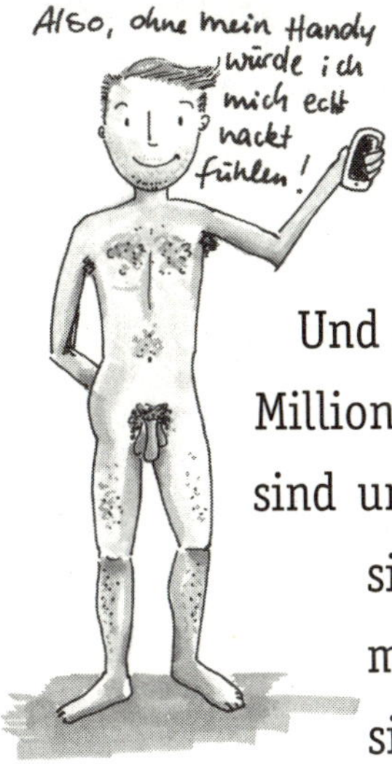
Also, ohne mein Handy würde ich mich echt nackt fühlen!

bist eben ganz einmalig und tickst nach deiner eigenen biologischen Uhr!

Und stell dir mal vor: Jetzt werden jeden Tag bis zu hundert Millionen Spermien in deinen beiden Hoden produziert, das sind unglaubliche tausend Spermien pro Sekunde! Allerdings sind sie auch winzig klein, nur ca. einen 600stel Millimeter lang und deshalb ohne Vergrößerung gar nicht sichtbar. Jede einzelne davon benötigt etwa drei Monate, bis sie einsatzbereit ist.

Im Kopf des Spermiums ist etwas ganz Wertvolles enthalten: der halbe Bauplan für neues Leben, die männliche Erbinformation. Wenn die mit der weiblichen Erbinformation aus einer Eizelle – da ist der andere halbe Bauplan enthalten – zusammenkommt, entsteht neues Leben, dann wird ein neuer Mensch gezeugt. Biologisch gesehen bist du also ab dem ersten Samenerguss fruchtbar: Du könntest ein Kind zeugen und Papa werden.

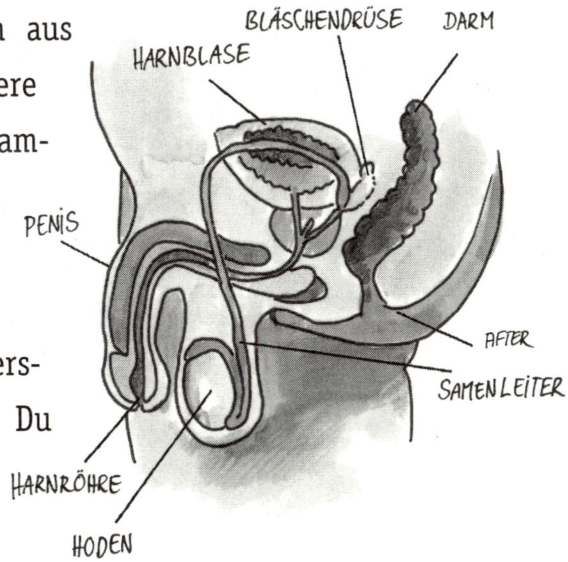

«Voll krass! Stell dir mal vor: Ein Zwölfjähriger wird Vater!», meint Toby. «Das geht nun wirklich nicht, da kann man ja noch gar nicht für das Kind sorgen. Der Junge ist ja selbst noch ein Kind, muss in die Schule und verdient keinen Cent.»

«Und eine Familie, wo Mama und Papa auf Dauer zusammen sind, gibt's ja auch noch keine. Wir sind definitiv noch zu jung, um Papa zu werden – Spermien hin oder her!»

«Schau mal – da steht, wie die Sache mit dem Kinderkriegen geht», sagt Toby und klickt auf «next»:

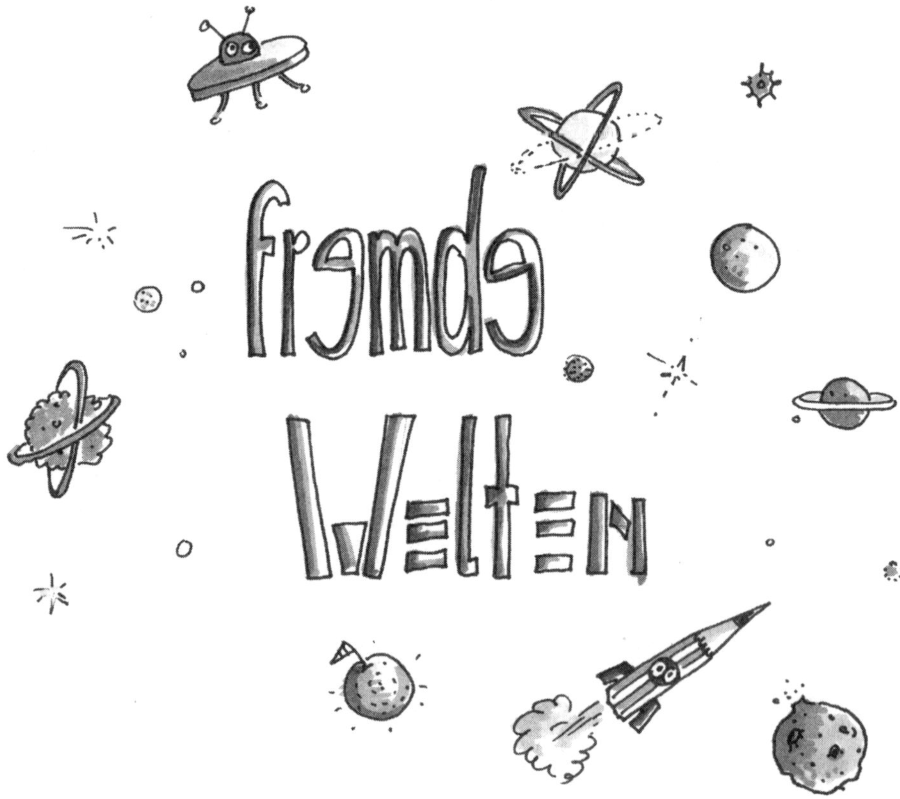

Spermium trifft Eizelle – aber wie? Das gehört in die Erwachsenen-Sexualität. Wenn Mann und Frau sich lieben und heiraten, dann möchten sie sich ihre Liebe auch mit ihrem Körper zeigen – und am allernächsten kommen sie sich beim Kuscheln und Miteinander-Schlafen, dem sogenannten Geschlechtsverkehr. Dabei wird der steife Penis des Mannes vorsichtig in die Scheide der Frau eingeführt, und der Mann erlebt einen Samenerguss.

Die Spermien gelangen dadurch in den Körper der Frau, und an etwa vier bis sechs Tagen im Monat ist der Weg im weiblichen Körper frei, so dass die Spermien zur Eizelle schwimmen und ein einziges Spermium diese befruchten kann. (Wenn das Gewinner-Spermium drin ist, macht die Eizelle dicht, und die Verlierer bleiben draußen.)

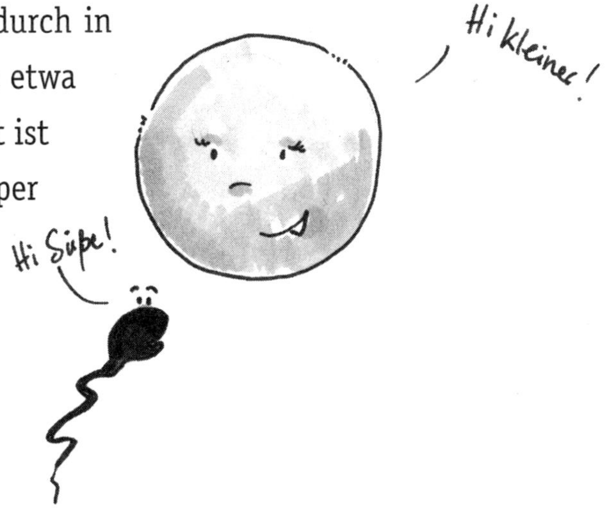

Spermien sind dazu bestimmt, neues Leben zu zeugen. Ob es klappt, weiß man allerdings nie im Voraus. Jedes Mal, wenn ein neuer Mensch entsteht, geschieht deshalb eigentlich ein Wunder!

Wichtig ist, dass Mann und Frau sich vorher gut überlegen, ob sie auch bereit sind, die Verantwortung für ein Baby zu übernehmen.

Doch das ist Zukunftsmusik für dich. Da hast du noch viele Jahre Zeit zum Wachsen und Reifen. «Zum Glück!», denkst du wahrscheinlich. Jetzt verändern sich erst einmal deine Interessen. Was du früher ganz toll gefunden hast, kommt dir heute vielleicht schon ziemlich kindisch vor.

Und wenn die Hormone so viel zu tun haben in deinem Körper, geht's manchmal auch drunter und drüber mit deinen Gefühlen. Mal fühlst du dich wie Superman, dann wieder geht's dir überhaupt nicht gut, und alle nerven dich. Doch keine Sorge: Dieses Hormonkarussell gehört einfach zum Erwachsen-Werden dazu und verschwindet auch wieder. Und noch etwas trifft jeden:

Mann, das nervt! Duschen, Haare waschen und Pickel. Wenn dein Körper sich verändert, arbeiten auch die Schweiß- und Talgdrüsen mehr. Wenn du da nicht miefen und mit fettigen Haaren rumlaufen willst, musst du häufiger unter die Dusche. Auch ein Deo ist vielleicht angesagt – aber bitte erst nach dem Waschen!

Beim Duschen wird die Intimhygiene wichtiger: Am vorderen Teil des Penis, der Eichel, bildet sich unter der Vorhaut jetzt vermehrt das sogenannte «Smegma» (eine Art weißliche Vorhautschmiere, die vor allem aus abgestoßenen Hautzellen, Urinresten und Bakterien besteht). Deswegen riecht es auch unangenehm und könnte sich im Extremfall sogar entzünden.

Also einfach jedes Mal beim Duschen die Vorhaut zurückziehen und den weißlichen Belag wegwaschen, dann geht die Sache in Ordnung. Und was die Pickel betrifft: Auch da ist Hygiene wichtig. Am besten morgens und abends mit heißem Wasser und einem groben Waschlappen waschen. Oder wenn's ganz schlimm ist, mit einer milden Reinigungsmilch und mit einem antibakteriellen Gesichtswasser reinigen. (Auch Eincremen mit Aloe-Vera-Gel tut Teenie-Haut gut und hilft, Hautattacken in Schach zu halten.)

Die Pickel auszudrücken ist hingegen nicht zu empfehlen: Zum einen tut es weh, zum anderen kann es zu Entzündungen und manchmal sogar zu Narben führen, wenn dabei auch nur ganz wenig Dreck in die Wunde gelangt. Mit dem Erwachsen-Werden verschwinden die Pickel bei den allermeisten Männern von selbst wieder. Dann hast du's geschafft!

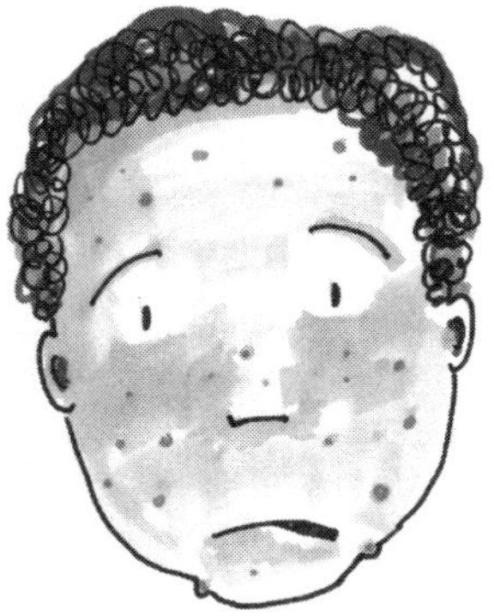

«Uff, da können wir uns ja auf Einiges gefasst machen», stöhnt Toby und schneidet seinem Gegenüber im Garderobenspiegel eine hässliche Grimasse. «Pickel, wohin das Auge sieht. Eine Stimme, die quietscht. Und Mädchen, die sich über dich lustig machen!»

«Mensch, Toby, du bist echt ein Miesepeter», bemerkt Papa, der soeben von der Arbeit nach Hause gekommen ist und es sich im Wohnzimmer bequem macht. «Ganz so schlimm wird's nicht werden, und wenn doch, bewirbst du dich einfach für den Schüleraustausch mit der Antarktis – dort trägt man Sturmkappen, die nur die Augen freilassen, und der Singunterricht wird von quietschenden Walen inspiriert, so dass dein Stimmchen gar nicht auffällt. Und überhaupt, weshalb sollten die Mädels sich gerade über *dich* lustig machen? Die haben mit sich selbst bestimmt genug zu tun. Und jetzt lasst mich erst mal in Ruhe meine Zeitung lesen!»

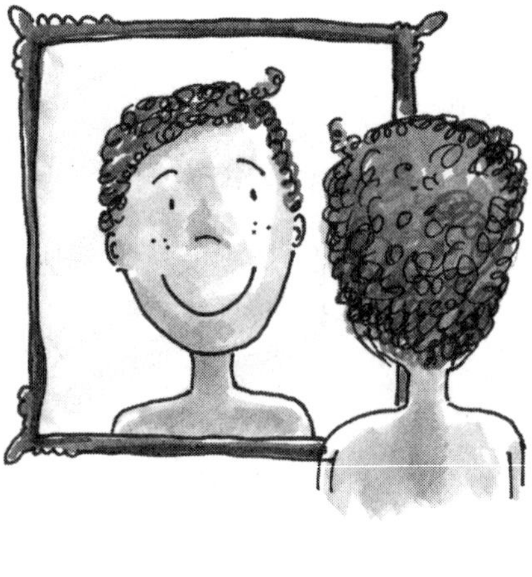

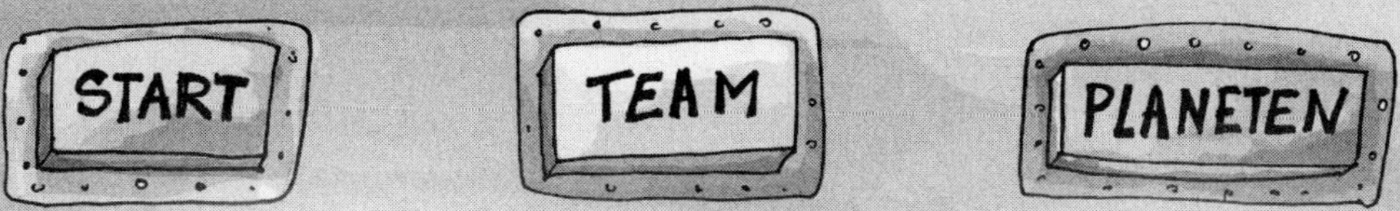

Planet 5:

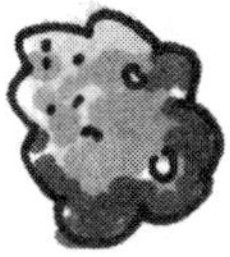

Achtung Baustelle – Was bei den Mädchen in der Pubertät abgeht

Nicht nur bei den Jungs, auch bei den Mädchen geht beim Erwachsen-Werden ganz schön was ab.

Hormone mit außerirdischen Namen wie Östrogen oder Progesteron setzen im Körper die geheimnisvolle Verwandlung in Gang, bei der aus einem schlaksigen Mädel eine wunderschöne junge Frau wird.

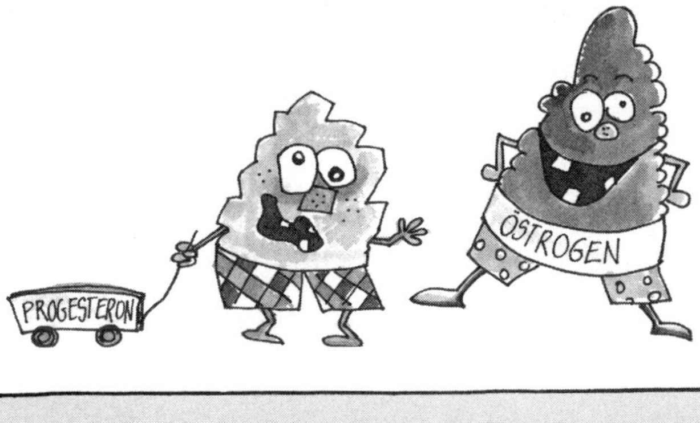

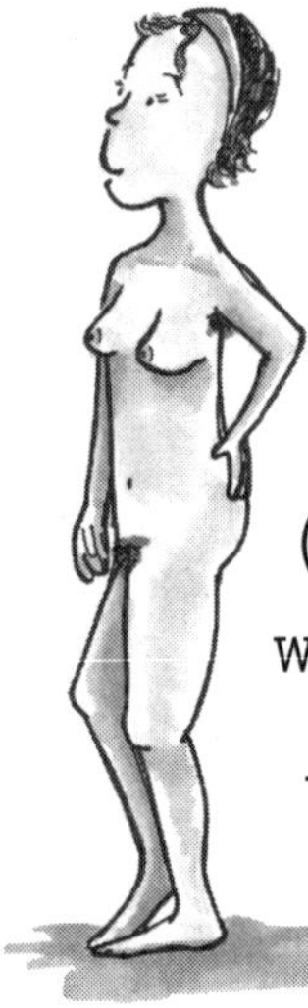

Mädchen sind mit dieser Entwicklung meist ein, zwei Jahre früher dran als Jungs.

Vielleicht gibt es in deiner Klasse bereits Mädels, die nicht zum Schwimmunterricht kommen, weil sie «ihre Tage» haben. (Klingt so ziemlich nach Geheimcode … Was Mann darunter wohl verstehen soll?)

Auch bei den Mädchen wachsen in der Pubertät in den Achselhöhlen und im Schambereich kleine Haare. Die Haut verändert sich, es wird mehr Fett eingelagert, was zu unreiner Haut führen und akuten Pickelalarm auslösen kann.

Es gibt Tage, da stehen Mädels vor dem Spiegel und erkennen sich kaum wieder. Die Brüste fangen an zu wachsen, Po und Hüften werden runder, und sie passen nicht mehr in ihre Lieblingsklamotten rein. Nicht allen Mädchen fällt es leicht, sich mit diesem Umbau anzufreunden – und glaub mir: Das Allerletzte, was Mädels in dieser Zeit brauchen, sind unsensible Kommentare zu ihrem Aussehen.

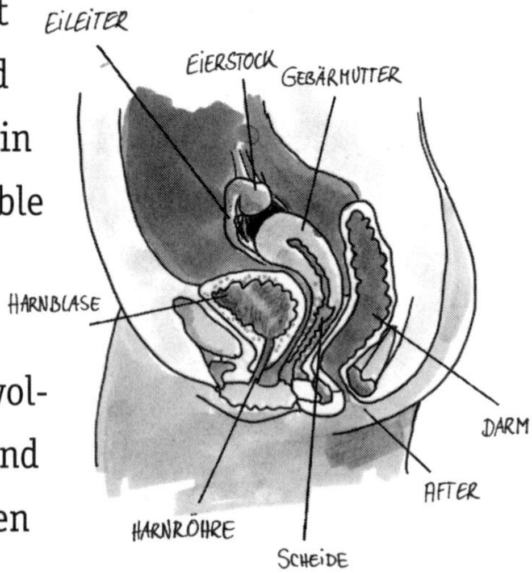

So, wie Jungs nicht gehänselt werden wollen, wenn ihre Stimme zu quietschen und der Bart zu sprießen beginnt, brauchen

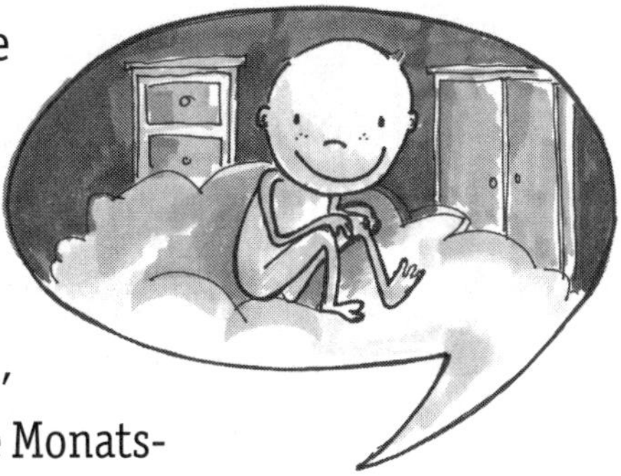

Mädels während dieses Großumbaus deine Rücksicht und dein Verständnis.

Irgendwann zwischen elf und fünfzehn hat ein Mädchen zum ersten Mal «ihre Tage». Was ziemlich gewöhnungsbedürftig, aber eigentlich voll genial ist, weil die erste Monatsblutung anzeigt, dass die Entwicklung normal verläuft und der Körper auf eine mögliche Schwangerschaft vorbereitet wird.

Jeden Monat wird in der Produktionswerkstatt, den Eierstöcken, eine stecknadelgroße Eizelle reif und springt rüber in den Eileiter – das ist der Kanal in das «Babyzimmer» im Bauch der Frau (in der Fachsprache nennt man dieses «Zimmer» Gebärmutter).

Wenn jetzt oder in den nächsten paar Stunden Spermien in den Eileiter kommen, kann die Eizelle befruchtet werden, und ein neues Leben entsteht. Sonst löst die Eizelle sich wieder in ihre Bestandteile auf. Die Frauen können aber nicht nur in einigen wenigen Stunden im Monat schwanger werden, sondern an etwa vier bis sechs Tagen, weil die Spermien auch schon vor dem «Eisprung» einige Tage überleben können.

Am leichtesten schwanger werden junge Frauen. Ab der *ersten* Monatsblutung bis zum Alter von 25 bis 30 Jahren ist die Chance, dass eine Schwangerschaft eintritt, am größten.

Mit der Zeugung, dem Zusammentreffen von Eizelle und Spermium, beginnt ein winzig kleiner, mit bloßem Auge nur knapp erkennbarer neuer Mensch seine von Anfang an bis ins kleinste Detail festgelegte Entwicklung. Um wachsen zu können, muss er durch den Eileiter wandern und sich an der Gebärmutterwand andocken und fest verankern.

Damit das klappt, baut der Körper der Frau jeden Monat eine Art «Kuscheldecke mit Andockhaken» für das Baby auf («Gebärmutterschleimhaut» heißt das Ding in der Fachsprache). Falls diese «Andockstelle» nicht benötigt wird, weil gar kein Baby da ist, muss sie logischerweise wieder abgebaut werden. Die Schleimhaut löst sich ab, was eine Blutung zur Folge hat, weil das Ganze ja fest an der Gebärmutter angewachsen war. Jeden Monat wird also, bildlich gesprochen, das Babyzimmer im Körper des Mädels herausgeputzt und neu eingerichtet.

Genial, aber auch ziemlich anstrengend, wie du dir sicher vorstellen kannst. Einigen Mädchen macht das gar nichts aus. Andere sind kurz vor «ihren Tagen» oder auch während ihrer Tage ziemlich ausgepowert oder voll mies drauf. Manche kriegen vom Babyzimmer-Großputz auch Bauch-, Kopf- oder Rückenschmerzen. Logisch, dass sie in dieser Phase mit Samthandschuhen angefasst werden müssen.

Was dich das alles angeht? Könnte ja sein, dass du irgendwann auch mal Papa wirst. Da solltest du schon etwas Bescheid wissen. Und zudem hilft es dir, mit Mädchen besser klarzukommen. Wenn du kapierst, was abgeht, ersparst du dir und den Mädels viel Ärger und Stress.

«Immer mit der Ruhe, Leute», meint Toby und schnappt sich meinen Lieblingscomic vom Nachttisch. «Heute und morgen werdet ihr mich bestimmt noch nicht mit Kinderwagen antreffen.»

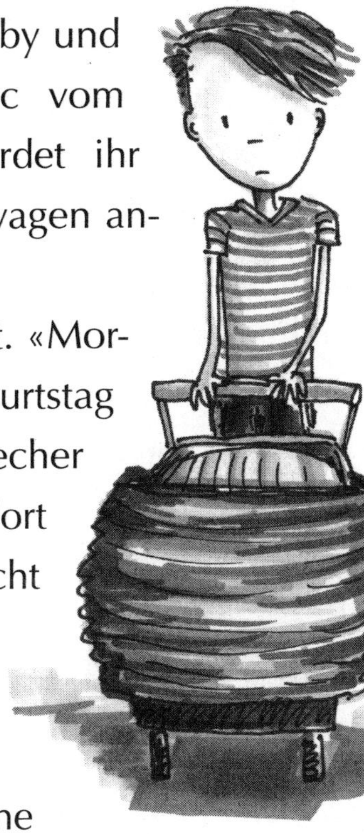

«Bestimmt nicht», gebe ich ihm recht. «Morgen fahren wir nämlich zu Omas Geburtstag und machen anschließend einen Abstecher ins ‹Sea Life›. Nur schade, dass es dort keine Wale zu sehen gibt. Aber vielleicht besuche ich dich ja mal, wenn du in der Antarktis bist. Ein paar Grönlandwale live zu beobachten wäre schon der Hammer. Ich krieg jedes Mal 'ne Gänsehaut, wenn ich mir Toms Film über die Ozeane anschaue. Was meinst du, ob wir tatsächlich mal zusammen auf einem der sieben Weltmeere unterwegs sein werden?»

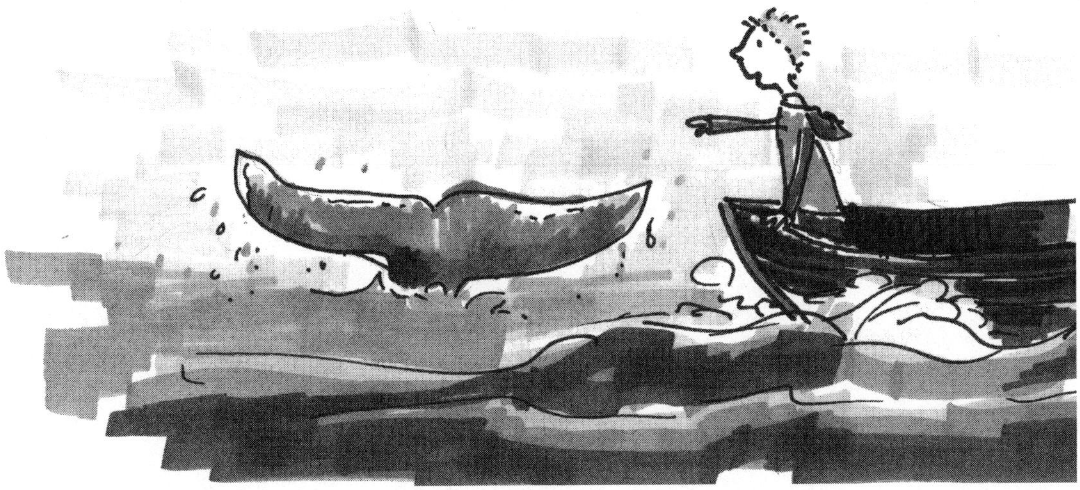

«Keine Ahnung», gibt Toby zur Antwort, «ich frag mich momentan eher, warum manche Jungs in unserer Klasse ein solches Tamtam um Liebe und Sex machen, obwohl das ja eigentlich noch gar nicht unser Thema ist. Was soll denn das Ganze überhaupt?»

«Nicht verzagen, ‹fremdewelten› fragen», sage ich mit breitem Grinsen und scrolle mit Papas super Infrarot-Maus zum nächsten Planeten.

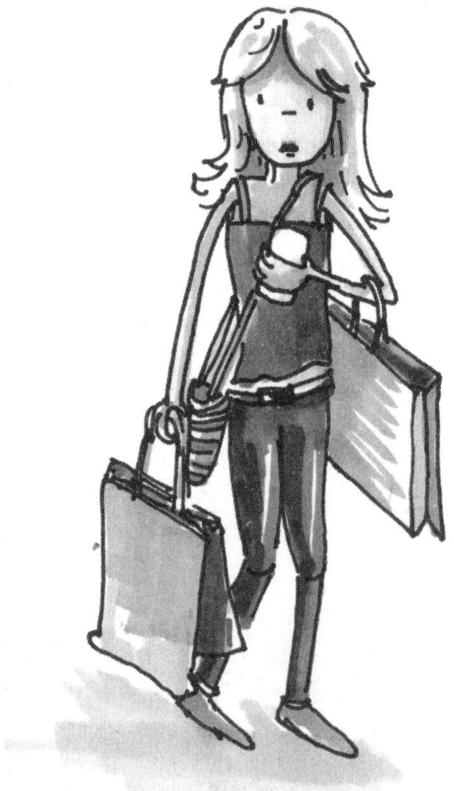

Planet 6:

Sexualität und wie sie eigentlich gedacht ist

Sexualität ist eine geniale Sache, die dafür gedacht ist, zwei Menschen glücklich zu machen und tief miteinander zu verbinden. Sexualität ist wie ein Feuerwerk: voller Farbe, voller «Wow-Effekte» und Power. Feuerwerkskörper sind eine gute Sache, die viel Spaß bereiten, wenn sie zur richtigen Zeit und am richtigen Ort eingesetzt werden.

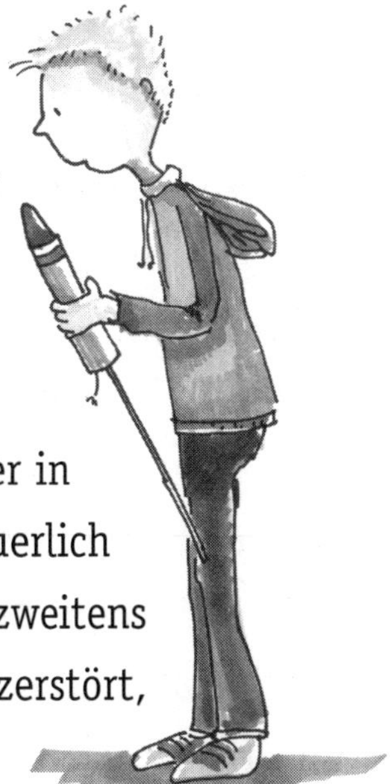

Nur Blödmänner zünden eine Rakete tagsüber oder in einem geschlossenen Raum, weil es erstens bedauerlich ist, wenn man die Farben gar nicht sieht, und zweitens Schaden entsteht. Feuerwerk am falschen Ort zerstört, statt uns Spaß zu machen.

Das Gleiche gilt für unsere Sexualität. Am falschen Ort, zum falschen Zeitpunkt oder mit der falschen Person verletzt uns das, was uns eigentlich glücklich machen soll.

Wie bei der Verwendung von Raketen gelten auch für den sicheren Umgang mit Sexualität bestimmte Infos und Regeln, die dazu dienen, dass dieses Feuerwerk nicht verletzt oder zerstört, sondern Freude macht und Beziehung schafft:

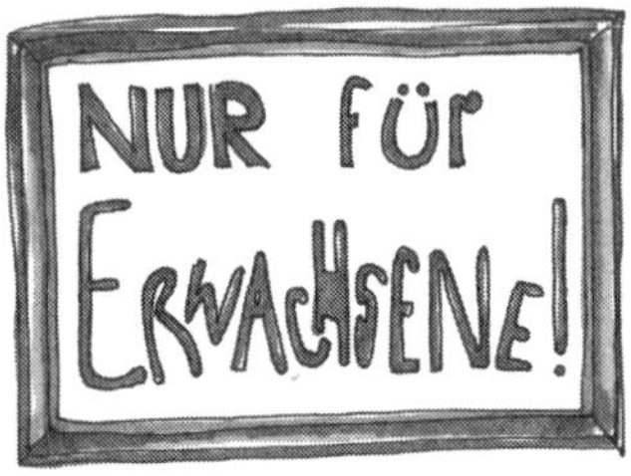

Sexualität ist «Erwachsenenkram»

Falls du es eklig oder peinlich findest, wenn Leute in deiner Umgebung über Sexualität sprechen oder sich in der Öffentlichkeit abknutschen, ist das voll o.k., denn «Sex haben» ist nicht für Kinder oder Teenager gedacht, sondern gehört ins «Reich der Erwachsenen». Sexualität ist eine der Sprachen, mit der Erwachsene die Liebe zu ihrem erwachsenen Partner ausdrücken.

Sie ziehen sich miteinander in ihr Zimmer zurück und schließen die Tür, denn das «Miteinander-Schlafen», wie der Geschlechtsverkehr auch genannt wird, ist etwas Privates, das andere nichts angeht. Kinder möchten und mögen diese Art von Zärtlichkeiten nicht. Das ist völlig normal und okay und muss von Erwachsenen unbedingt und in jedem Fall respektiert werden.

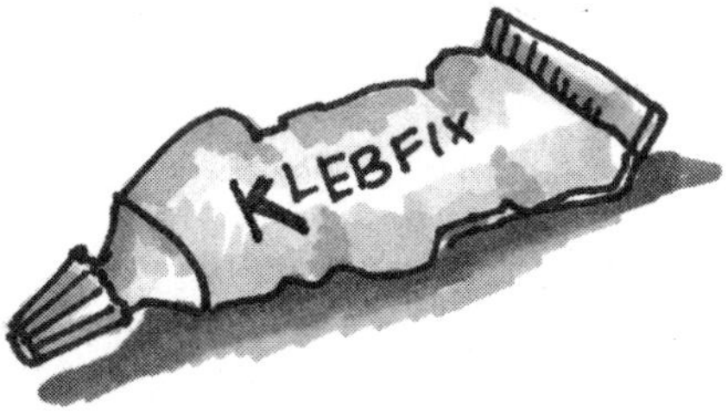

Sexualität klebt stärker als Sekundenleim

Sexualität verbindet zwei Menschen so tief miteinander, dass sie – zumindest ein Stück weit – zu zwei Hälften eines neuen Ganzen werden. (So ähnlich also, wie wenn du mit Sekundenkleber experimentierst und die Finger nicht mehr auseinanderkriegst! ... ☺)

Wenn das Ganze auseinandergerissen wird, entstehen tiefe Verletzungen. Es geht eben um mehr als nur darum, mal ein wenig Spaß zu haben oder etwas Neues auszuprobieren. Nirgends lässt jemand einen anderen Menschen so nah an sich heran wie beim «Miteinander-Schlafen». Kluge Leute überlegen es sich deshalb gut, mit wem sie sich «zusammenkleben lassen».

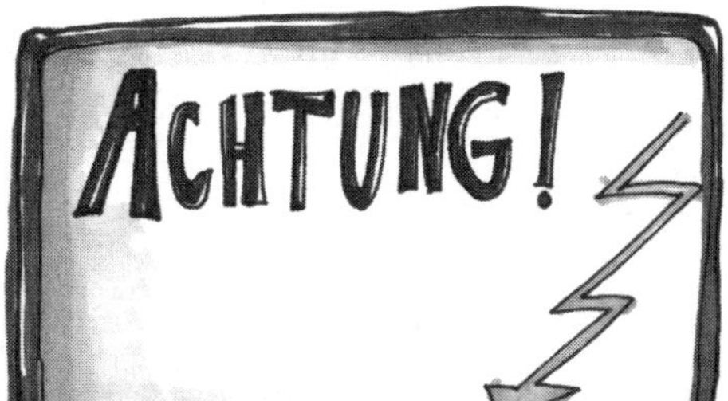

Sexualität ist Beziehungssache

Vielleicht hast du auch schon Begriffe wie «Selbstbefriedigung» oder «sich einen runterholen» gehört. In unserer Gesellschaft wird andauernd Werbung dafür gemacht, dass man sich alles holen soll, was man haben möchte. Was aber ziemlich oft danebengeht. Sexualität ist Beziehungssache und soll Liebe, Zärtlichkeit und Respekt für einen anderen Menschen ausdrücken. «Ich, ich, ich …!» ist eine Sackgasse und mit ein Grund dafür, dass so viele Beziehungen wieder zerbrechen.

Und überhaupt: Sexualität ist etwas, das ganz natürlich in dir drin angelegt ist und sich deshalb auch ganz von alleine und zum richtigen, auf deine ganz persönliche Entwicklung abgestimmten Zeitpunkt entwickelt. Ohne Nachhilfe oder übertriebene Selbstentdeckungs-Übungen, die rasch zur Gewohnheit werden und in Abhängigkeit führen können.

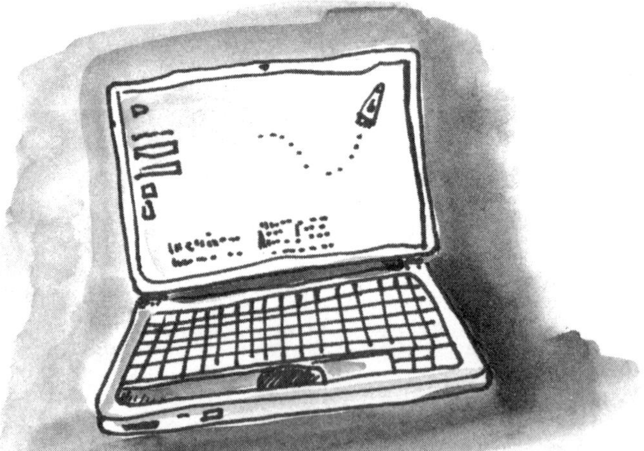

Bei Sex geht's um Liebe

Wenn Mann und Frau sich ganz doll küssen oder miteinander schlafen, dann zeigen sie sich so mit ihrem Körper ihre gegenseitige Liebe – sie wollen ganz füreinander da sein, wollen ganz eins werden. Nicht umsonst passen Mann und Frau mit ihrem Körper perfekt zusammen wie Schloss und Schlüssel. Oder wie zwei Puzzleteile.

«Nicht ich, sondern du», sagen sie dann mit ihrem Körper. Dass das was ganz anderes ist, als sich abzuknutschen, um mitreden zu können oder vor den anderen toll dazustehen, ist doch logo.

Ebenso klar ist, dass Gewalt und Liebe nichts miteinander zu tun haben. Es ist absolut nicht normal oder in Ordnung, wenn Sexualität dazu missbraucht wird, andere zu etwas zu zwingen, sie zu beherrschen oder ihnen wehzutun.

Wenn ältere Jungs damit angeben, dass sie mit Mädels machen, wozu sie eben gerade Lust haben, ist das nicht «männlich», sondern schlicht und einfach daneben! Sexualität ist dafür gedacht, Beziehung aufzubauen und Liebe und Zärtlichkeit körperlich auszudrücken. Dass Gewalt dabei nichts zu suchen hat, versteht sich von selbst.

Und übrigens: Erwachsene haben kein Recht, Kinder an ihren Geschlechtsteilen anzufassen, sich von ihnen dort anfassen zu lassen oder mit ihnen Sachen zu machen, die zur Erwachsenen-Sexualität gehören.

Hier gibt es eine klare Trennlinie zwischen Kindern und Erwachsenen, die auch gesetzlich geregelt ist.

Erwachsene, die diese Linie überschreiten, müssen in jedem Fall gestoppt werden. Hol dir deshalb unbedingt Hilfe bei Menschen, denen du vertraust, wenn du merkst, dass Erwachsene sich dir oder anderen gegenüber Dinge erlauben, die nicht in Ordnung sind.

Sex macht schwanger

Klingt logisch, ist vielen Leuten aber überhaupt nicht klar. Immer wieder mal werden Teenager Eltern, obwohl sie das noch überhaupt nicht geplant hatten, eigentlich noch zur Schule gehen oder mitten in einer Ausbildung stehen. Sex macht schwanger. Soll er –

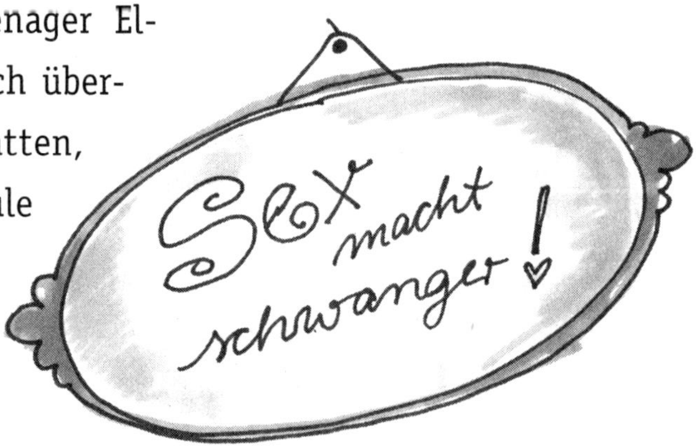

unter anderem – ja auch, sonst wäre die Menschheit irgendwann vom Aussterben bedroht! ☺ Wer sich noch viel zu jung fühlt, um Mama oder Papa zu werden, ist eben auch zu jung, um Sex zu haben. So einfach ist das. Oder wäre es zumindest.

Der sicherste Ort, um die Raketen knallen und leuchten zu lassen

Wenn zwei Menschen heiraten, versprechen sie sich vor Zeugen, dass sie ihr Leben teilen und miteinander durch dick und dünn gehen wollen. Damit diese Gemeinschaft rechtlich verbindlich und abgesichert ist, müssen Paare sich auf einem Standesamt trauen lassen, bevor das große Fest losgehen kann. Wer heiratet, verpflichtet sich, für den anderen zu sorgen und Verantwortung für die gemeinsamen Kinder zu übernehmen. Logisch, dass das Feuerwerk Sexualität hier perfekt zum Setting passt. Es bereitet Freude, verstärkt die Liebe und klebt die beiden Eheleute zu einem Ganzen zusammen, aus dem Kinder entstehen können, die je einen Teil von Mama und Papa in sich tragen. Hammer, nicht?!

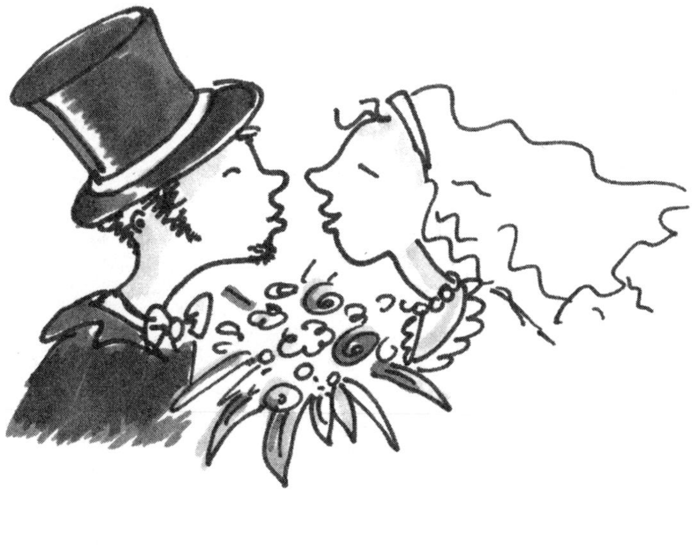

«Klingt ziemlich logisch, was die da schreiben ...», meint Toby und bearbeitet meinen Boxsack, um sich nicht anmerken zu lassen, dass ihm die Infos über Sex und so ein bisschen peinlich sind. «Komisch ist nur, dass man das sonst nie hört und dass viele Leute die Sache völlig anders angehen. Und dass sie dann auch noch so tun, als ob das total easy wäre. Heute wohnen sie mit dem Typen zusammen, nächste Woche zieht ein anderer ein. Wenn ich da zum Beispiel an Kevins Mutter denke: Die wechselt ihre Freunde etwa so oft wie andere Leute die Unterwäsche. Muss ziemlich anstrengend sein, ständig mit anderen Typen die Mutter zu teilen.»

«Ob Leute, die so leben, sich vom Schmerz des Auseinander-gerissen-Werdens einfach nichts anmerken lassen und einen auf cool machen?», überlege ich und beschließe, in nächster Zeit Augen und Ohren offen zu halten. Wenn an der Sache was dran ist, muss sich das doch auch irgendwo zeigen.

Aber erst mal liefern wir uns eine Stofftierschlacht und lachen uns halbtot, weil mein alter, schon hundert Mal geflickter Teddy platzt und sein Innenleben jetzt meine ganze Bude mit weißen Kügelchen versaut. Ein Glück, dass meine Mutter gerade nichtsahnend beim Friseur sitzt ...

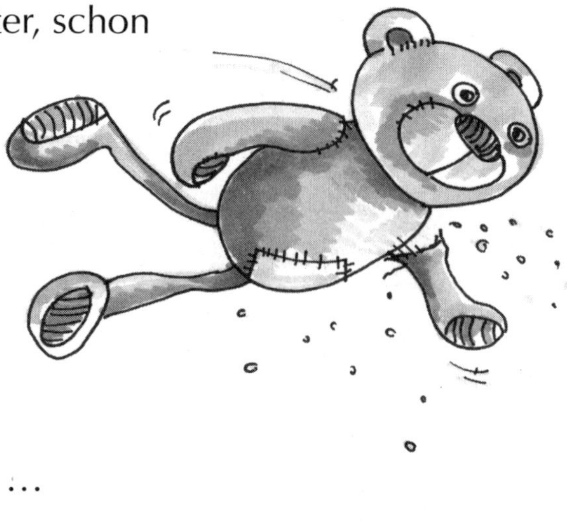

«Mensch, Mama», platzt Babsi beim Abendessen heraus, «die Ines hat mir erzählt, dass ihre Cousine Anja voll die Krise schiebt, weil sie ein Baby kriegt, von dem ihr ach so toller Freund nichts wissen will. Er sei nun mal noch nicht so weit, Papa zu werden, findet er.»

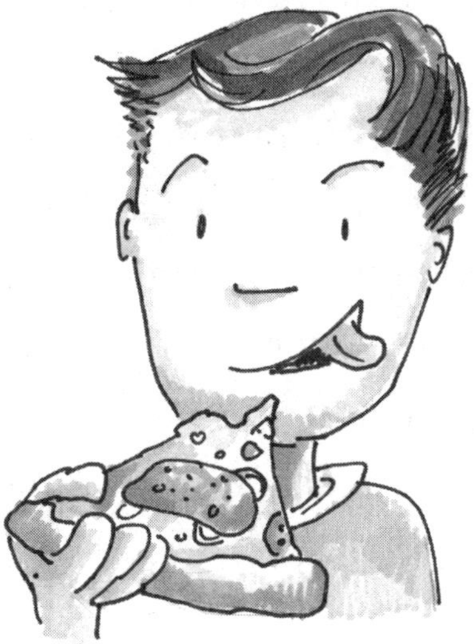

«Na ja, das hätte er sich eben früher überlegen sollen», schmatzt Tom, während er sich mit seinen fettigen Wurstfingern (igitt!) ein zweites Stück Pizza auf den Teller schaufelt.

«Es hat ihn ja keiner dazu gezwungen, mit diesem Mädchen zu schlafen.»

«Vielleicht hat ihm das eben niemand gesagt», meint Papa. «Nicht jeder, der eine große Klappe hat, weiß tatsächlich, was Sache ist. Und Sex wird nun mal in vielen Zeitschriften und Medien als Spielchen ohne Risiken und Nebenwirkungen verkauft. Dass das Ganze dann eben doch nicht so easy ist, merken viele Kids erst, wenn sie in Schwierigkeiten sind. Was macht die Anja denn jetzt?»

«Na ja, ihr Freund findet, sie solle das Baby wegmachen lassen. Aber das will Anja nicht, weil das Baby ja nichts dafür kann, dass es jetzt da ist. Anjas Mama begleitet sie erst mal zur Beratungsstelle, damit abgeklärt wird, wie sie ihre Ausbildung trotz Baby abschließen kann und wie viel Anjas Freund jeden Monat bezahlen muss, wenn das Kleine erst mal da ist.»

«Uff, das tönt ziemlich anstrengend, was, Toby?», grinse ich und knuffe den besten aller Freunde in die Seite.

«Definitiv nichts für uns», meint der. «Ich habe alle Zeit der Welt und noch einige Pläne, die nichts mit Mädels, gebrochenen Herzen und Kinderkriegen zu tun haben. Könnte übrigens keinem schaden, mal auf ‹fremdewelten.info› zu surfen. Ist aber leider nicht für euch gedacht. Tom ist zu alt und Babsi ein Mädchen – tja, da gibt's nichts dran zu wackeln. Aber gegen eine kleine Entschädigung teilen wir unsere Entdeckungen sehr gerne mit euch. Wir möchten ja nicht, dass ihr unwissend durch die Gegend stolpert und euch dabei euer dummes Herz gebrochen wird.»

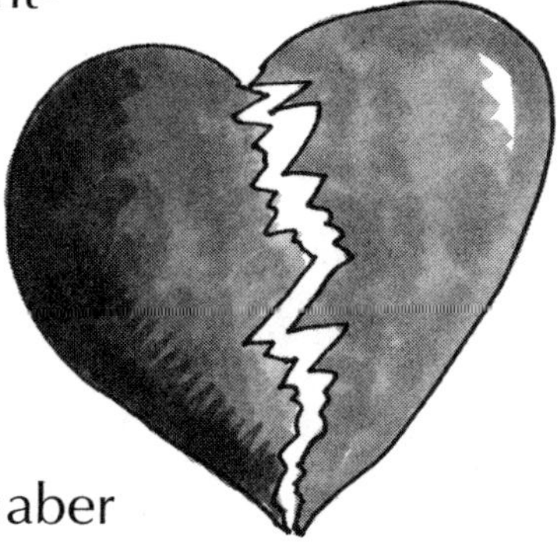

«Werd nicht frech, Kleiner», grinst Babsi, «aber vielleicht schaue ich gelegentlich tatsächlich in eurer Bude vorbei. Ein paar Infos und gute Tipps können nicht schaden. Und für irgendwas hat man schließlich Brüder, die nichts anderes zu tun haben, als in irgendwelchen komischen Welten rumzuhängen.»

Zumindest heute wird aus Babsis Weiterbildung aber nichts. Toby und ich haben fürs Erste genug von diesen Themen und radeln rüber zu Stephan, der im Gegensatz zu uns einen riesigen Pool im Garten stehen hat. Wie immer an heißen Tagen ist dieser die Hauptattraktion unseres Viertels, was Stephans Eltern aber nichts auszumachen scheint. (Meine Mama würde bei dem ewigen Gekreische und Geschrei bestimmt auswandern …)

Herrlich abgekühlt kehren wir nach der Planscherei und diversen Wasserschlachten nach Hause zurück, um noch eine Weile in meiner Kiste mit Comics rumzustöbern. Toby mag am liebsten Papas alte Micky-Maus-Heftchen, während ich mir gerne die neusten Streiche von Calvin angucke.

Morgen fliegen wir dann, falls nichts Dringendes dazwischenkommt, weiter zum nächsten Planeten.

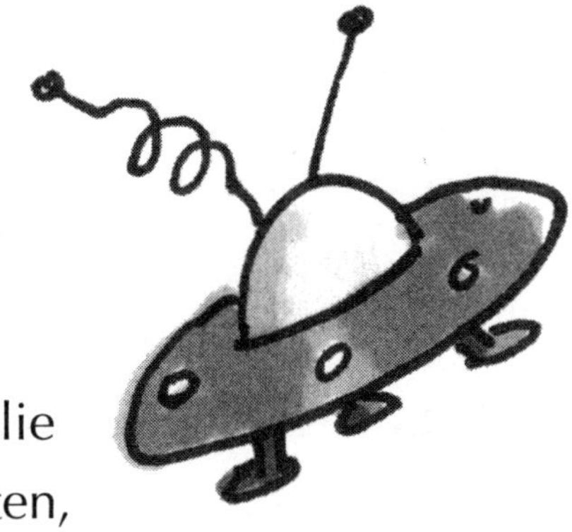

Da Toby nächste Woche mit seiner Familie an die Ostsee fährt, müssen wir uns sputen, wenn wir vorher noch alle Planeten bereisen wollen.

«Komm – lass uns kicken gehen, bevor die Babsi uns nachher vielleicht belagert», schlägt Toby am nächsten Tag vor. «Vielleicht sind noch ein paar andere auf dem Fußballplatz neben der Schule.»

«Gute Idee. Dann mal los.»

Wir toben uns kräftig aus. Und auf dem Rückweg kommen wir am Skaterplatz vorbei. Schon von weitem hören wir Musik, die aus einem Ghettoblaster dröhnt.

«Schau mal – ist das nicht der Bruder von Babsis Freundin Lea?», fragt Toby.

«Ja. Und zwei von den anderen sind bei uns in der 9b, glaube ich.»

Auf den Bänken stehen Bierdosen rum, und alle qualmen.

«Igitt – das mieft», meint Toby etwas zu laut.

«Zieht Leine, ihr kleinen Homos. Das hier ist nix für euch!»

«Einfach weitergehen und nicht beachten», flüstere ich, «das gibt sonst nur Ärger.»

«Die kommen sich wohl besonders hip vor!», kann Toby sich ein paar Meter weiter nicht zurückhalten. «Dabei sind die doch höchstens fünfzehn und dürften noch überhaupt kein Bier trinken oder rauchen.»

Wegen der hohen Dezibelzahl bekommen die «Krassen» Tobys Bemerkung glücklicherweise nicht mehr mit.

«Da sterben ganz schön viele Hirnzellen, hat meine Mum letztens gesagt, wenn Teenies schon Alk trinken.»

«Lieber nicht, die brauch ich noch. Und der Mief ist doch eklig!»

«Du, was soll das eigentlich, dass diese Typen jeden, der ihnen in die Quere kommt, als Homo beschimpfen?», überlege ich.

«Keine Ahnung, Kumpel. Ist vielleicht das einzige Wort, das sie kennen. Oder sie sind neidisch, wenn sie Jungs treffen, die so richtig gute Freunde sind. Lass uns doch mal nachschauen, was ‹fremdewelten› dazu schreibt.»

Zu Hause angekommen, loggen wir uns wieder ein. «Schau mal: Da gibt's 'nen Button ‹Von A–Z›. Klick mal drauf!»

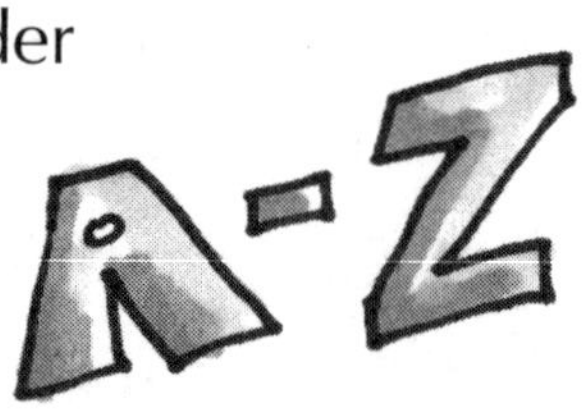

«Da, das passt vielleicht.»

homosexuell –> So nennt man es, wenn ein Mann mit einem Mann sexuell intim sein möchte («schwul») oder eine Frau mit einer Frau («lesbisch»). Bei Männern kommt – wie wissenschaftliche Studien zeigen – ausschließlich homosexuelles Empfinden bei etwa 1 bis 3 % vor, bei Frauen noch seltener. Mehrheitlich fühlen sich Mann und Frau zueinander hingezogen. Die passen biologisch gesehen ja auch prima zusammen, und bei ihrem Zusammenkommen kann auf natürliche Weise ein neuer kleiner Mensch gezeugt werden.

In der Pubertät erleben manche Jungs zwar eine Phase, in der sie sich für einige Zeit viel mehr zu Jungs als zu Mädchen hingezogen fühlen. Auch bei manchen Mädchen gibt es diese Zeit, in der sie andere Mädchen oder Frauen, die sie toll finden, so richtig anhimmeln. Was aber nichts mit dem zu tun hat, was mit «Homosexualität» gemeint ist, sondern damit, dass Jungen und Mädchen in diesem Entwicklungsabschnitt unbewusst nach Vorbildern des eigenen Geschlechts suchen und sich mit ihnen identifizieren. Sobald diese Phase abgeschlossen ist, verliert sich bei den allermeisten dieses Interesse wieder, und die Jungs fangen an, sich für Mädchen zu interessieren – und umgekehrt.

Doch eines ist klar: Ganz unabhängig davon, wie jemand darüber denkt oder seine Sexualität lebt – er soll als Person wertgeschätzt werden und verdient denselben Respekt wie du. Deswegen ist es absolut nicht okay, sondern einfach nur daneben, wenn Ausdrücke wie «Homo», «Schwuler» oder «Lesbe» als Schimpfwörter benutzt werden.

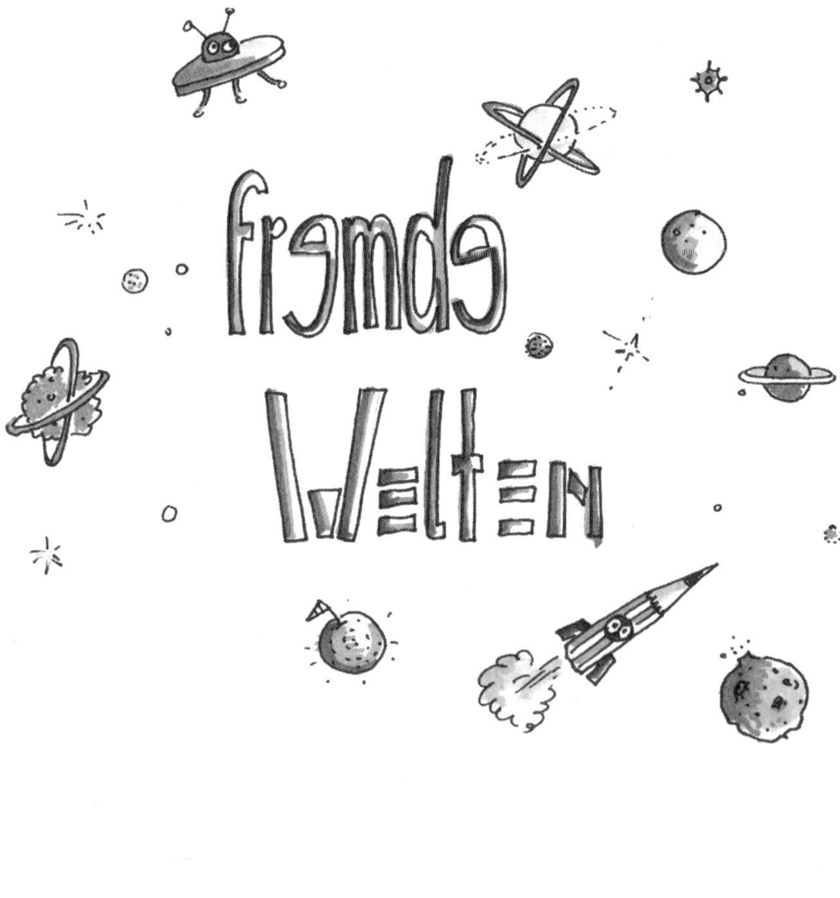

«Was hab ich dir gesagt?», feixt Toby. «Keine Ahnung hat der Typ! Dem hat der ewige Qualm wohl schon die Birne verdunkelt. Doch jetzt lass uns lieber noch den nächsten Planeten unsicher machen.»

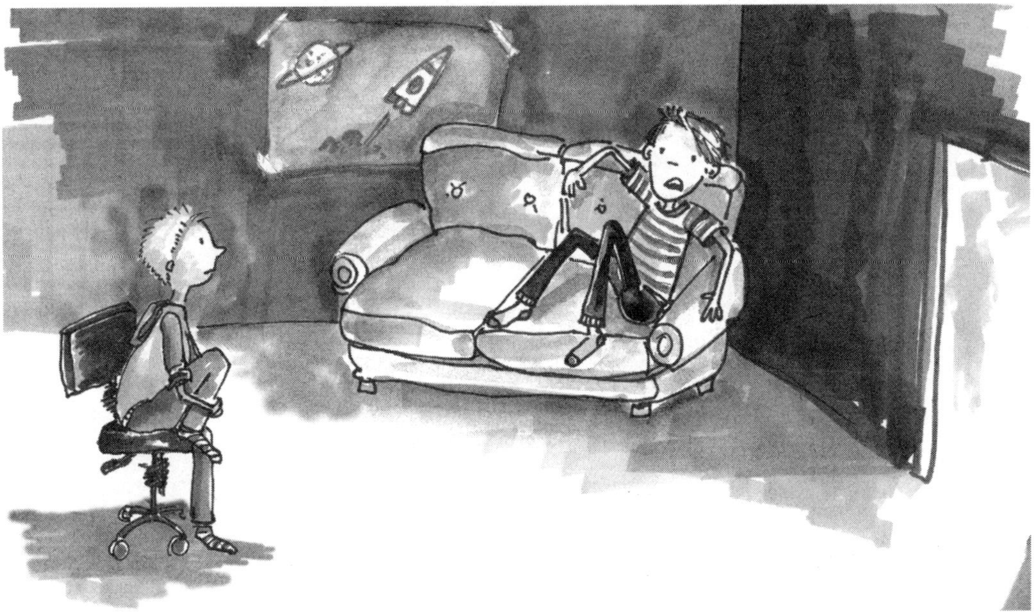

Planet 7:

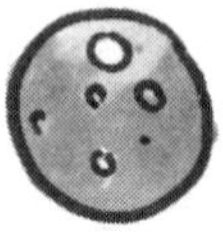

Ziele anpeilen und Ausdauer trainieren

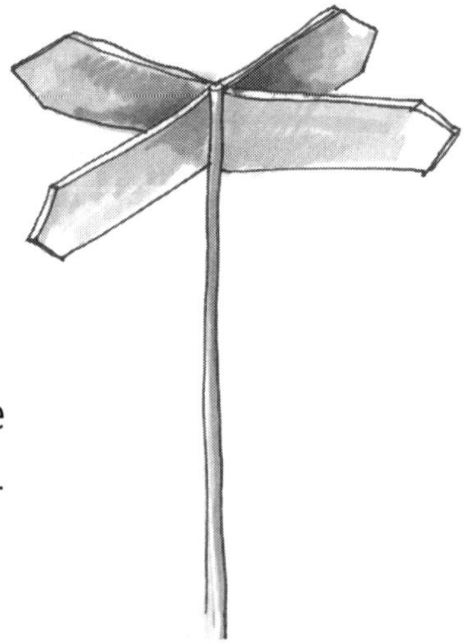

Um Ziele anzupeilen, musst du erst mal herausfinden, was du wirklich willst.

Um anzukommen, musst du logischerweise wissen, wohin die Reise gehen soll.

Mach dir Gedanken darüber, wie du dir deine Zukunft wünschst, und fang an, darauf hinzuarbeiten.

Viele Jungs haben zwar geniale Ziele, aber sie tun wenig dafür, diese auch zu erreichen. Die Entscheidungen, die du heute triffst, haben aber logischerweise Auswirkungen darauf, wie dein Leben in ein paar Jahren aussehen wird.

Welche Dinge interessieren dich und entsprechen auch dem, was in dir steckt?

Brauchst du das Abitur bzw. die Matura oder einfach gute Schulnoten, um deinen Berufswunsch realisieren zu können?

Oder sind eher starke Muckis und gute Kondition gefragt?

Dann nichts wie los und hinter die Bücher oder regelmäßig ins Sporttraining oder … Die Zukunft beginnt heute, und du kannst jetzt schon etwas dafür tun, dass deine Träume irgendwann mal tatsächlich Realität werden.

Natürlich geht nicht alles ruckzuck, zack, zack und von heute auf morgen. Du brauchst Ausdauer, und ab und zu wirst du auch mal eine Niederlage einkassieren.

Du wirst gelegentlich ungerecht behandelt werden, und es gibt leider keine Firma, in die du gleich als Chef einsteigen kannst. Als Anfänger in einem Beruf oder einem neuen Hobby erledigst du häufig erst mal die weniger interessanten Sachen und musst dich beweisen. Du wirst es vermutlich auch immer wieder mal mit langweiligen Lehrern, ungeduldigen Vorgesetzten, parteiischen Trainern oder schlecht gelaunten Arbeitskollegen zu tun bekommen. Das alles gehört dazu und ist noch lange kein Grund, um aufzugeben.

Immer wieder mal heißt die Parole «Augen zu und durch!», denn wer nichts aushält, sich nicht einordnen kann oder ständig eine freche Klappe hat, kriegt Probleme und fliegt irgendwann logischerweise raus.

Such dir Menschen, die dich unterstützen und dir Mut machen, wenn du gerade mal keine Power mehr hast. Sprich mit deinen Eltern, deinem Trainer, deinem Gruppenleiter oder befreundeten Erwachsenen über deine Pläne und bitte sie darum, dir ab und zu mal einen guten Tipp zu geben. Jeder erfolgreiche Sportler hat einen guten Coach; warum sollte das bei dir anders laufen?

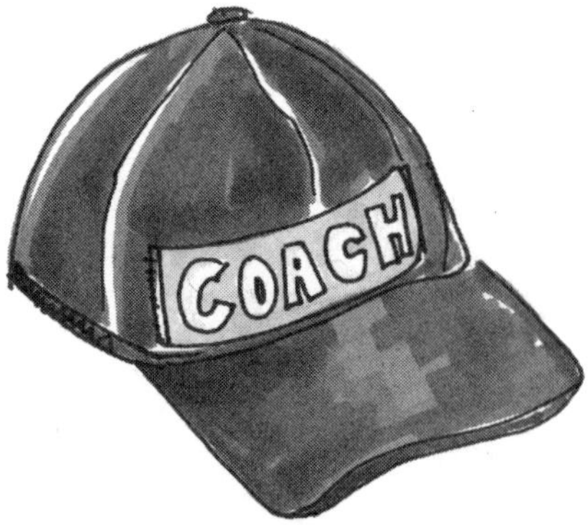

Sei kein Warmduscher – geh aufs Ganze!

Manche Ziele erreichst du locker, andere fordern dich ganz schön heraus. Aber es lohnt sich in jedem Fall, Wichtiges durchzuziehen und dafür auch mal die Zähne zusammenzubeißen.

Und natürlich auch ab und zu etwas zu unternehmen, was Mut erfordert und dein Durchhaltevermögen stärkt. Warum nicht mal zusammen mit erfahrenen Führern einen richtig hohen Berg besteigen oder einen Fluss hinunterpaddeln? Warum nicht mal bei einem Preisausschreiben, einer Spielshow oder einem Sportwettbewerb mitmachen oder selber einen Comic zeichnen? Warum nicht mit Freunden zusammen eine Band oder eine Sammelaktion für Menschen in Not starten?

Du wirst entdecken, dass du viel mehr fertigbringst, als du gedacht hättest, und es tut gut, ab und zu die eigenen Grenzen und das eigene Können auszutesten.

Zu viele Jungs spielen nur noch in der virtuellen Welt die großen Helden und verpassen dabei das wirkliche Leben, in dem es doch so viel zu entdecken und zu tun gibt. Sei kein Stubenhocker, wag dich ins echte Leben rein.

Du bist gefragt – diese Welt braucht dich, Junge!

«Sag mal, Tim, hast du schon 'ne Ahnung, was du mal werden möchtest?», fragt Toby mich nach unserem Flug zu Planet 7.

«Nö, nicht wirklich», antworte ich. «Irgendwas mit Tieren vielleicht, Naturforscher oder so was. Und du?»

«Ich würd eigentlich ganz gerne was mit Computern machen. Animationen für Trickfilme austüfteln oder so was. Aber ich weiß nicht, was ich anstellen muss, um in diesem Bereich überhaupt eine Lehrstelle zu kriegen.»

«Na, wir können darüber heute Abend ja mal mit Papa reden. Und vielleicht hat ja auch ‹Picasso›, unser Lehrer für Zeichnen und graphisches Gestalten, einen Tipp dazu. Und ich werde mich in jedem Fall mal bei der Tierarztpraxis hier im Ort melden. Vielleicht krieg ich da ja einen Ferien- oder Wochenendjob, wo ich mich um Tiere kümmern und gleichzeitig etwas Geld verdienen kann. Mein Taschengeld könnte wie immer dringend eine Aufbesserung gebrauchen. Ob wir gleich mal hinfahren sollen?»

«Logisch, nichts wie los, dann können wir im Vorbeifahren auch gleich noch meine Mama fragen, ob ich heute Abend mit dir zum Tischtennisturnier im Jugendtreff gehen darf und wann ich übermorgen spätestens zu Hause sein muss, um meine Sachen für den Familienurlaub zu packen.»

Leider hatte der Dorftierarzt gerade keine Ferienarbeit zu vergeben. Pech, aber ich werde mich mal umschauen, was am Anschlagbrett des Dorfladens alles für Jobs ausgeschrieben sind.

Ohne Toby werde ich mich in den nächsten zwei Wochen sonst zu Tode langweilen.

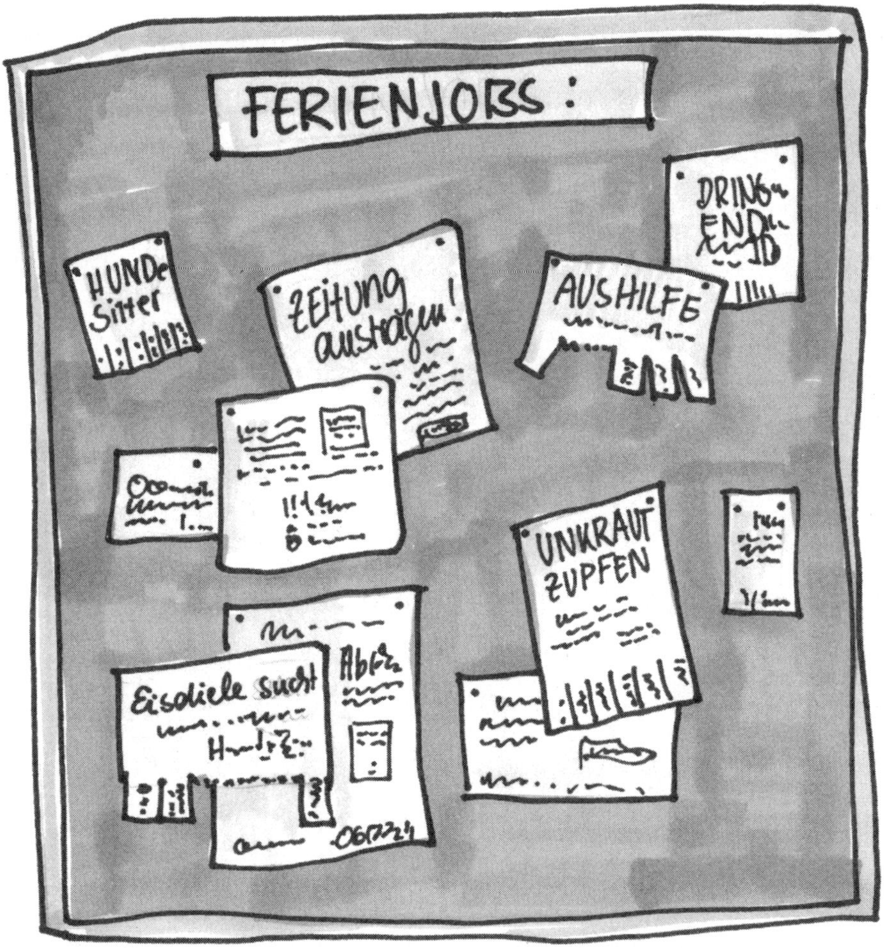
FERIENJOBS:
HUNDE Sitter
ZEITUNG austragen!
AUSHILFE
UNKRAUT ZUPFEN
Eisdiele sucht

Im Jungentreff ist's heute echt gemütlich. Das Pizza-Backen über offenem Feuer lässt so richtig Urlaubsstimmung aufkommen. Und Ede, der Jugendarbeiter, ist nicht nur eine Sportskanone, sondern auch ein echt toller Kerl, der nie jemanden fertig macht, wenn etwas daneben geht.

«Ziemlich coole Sache, heute Abend!» meint Toby auf dem Nachhauseweg. «Ob ich wohl gut genug spiele, um in Edes Tischtennismannschaft aufgenommen zu werden?»

«Frag ihn doch einfach. Wie ich ihn kenne, sagt er dir ehrlich, was Sache ist. Ist bestimmt klasse, in Edes Team zu spielen, denn da hast du einen Trainer, der sich nicht nur für deine sportlichen Leistungen interessiert. Yannick hat erzählt, dass Ede sich auch kümmert, wenn er merkt, dass einer seiner Jungs zu Hause Ärger hat oder so.»

«Wow! Das könnt ich hin und wieder echt gut gebrauchen. Obwohl du ja auch nicht übel bist und dich als prima Freund bewährt hast!», grinst Toby und knufft mich in die Seite.

«Tja, ich kann's eben. Zu schade, dass du schon so bald in Urlaub fährst, die Woche ist irgendwie ruckzuck vorbeigeflitzt. Aber jetzt nichts wie rein und ab ins Bett, bevor Mama merkt, dass wir immer noch hier draußen rumhängen.»

«Klar doch, ich brauche eh meine acht Stunden Schönheitsschlaf», witzelt Toby, «und bis übermorgen wollen wir ja noch die letzten Planeten abklappern, da sollten wir fit und ausgeruht sein.»

Planet 8:

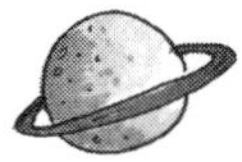

Ein «echter Kerl» werden

Echte Kerle – das sind ganz bestimmt nicht die Typen, die immer den Ton angeben. Vielleicht kennst du auch solche Jungs, die ständig herumposaunen, wie toll sie sind? Weil sie teure Markenklamotten anhaben, gut Fußball spielen und ihr Vater das neuste Auto fährt. Und sich lustig über andere machen, weil sie nicht das modernste iPhone haben, noch nie in einem Club waren und sich keine perversen Filme reinziehen.

Dazu einfach nur so viel: Über andere lästern kann jeder! Und nicht, was du (zufällig) hast, ist wichtig, sondern wer du bist! Nicht der Geldbeutel deiner Eltern zählt, sondern was du aus dir machst und wie du deine Talente einsetzt.

Wie männlich ein Typ ist, hängt übrigens nicht von seiner Penisgröße ab. Wenn man so manchen reden hört, könnte man das glatt meinen. Doch das ist Quatsch! Wofür ist der Penis denn da? Erst mal zum Pinkeln und später dafür, dass ein Mann seiner Frau seine Liebe körperlich zeigen kann und neues Leben entsteht.

Für all das ist die Größe ziemlich unwichtig, und es ist einfach nur bescheuert, wenn Jungs ihre Penislänge vergleichen und daraus ableiten, wie männlich ein Typ ist oder wie gut sie bei den Mädchen ankommen. (Frauen, die normal ticken, interessieren sich übrigens deutlich mehr für den Charakter eines Mannes als für seine Penisgröße.)

Die «richtige» Penislänge gibt es nicht. Männer sind unterschiedlich, Frauen auch. Und bei der Erektion wird eh jeder Penis größer, weil die Blutgefäße anschwellen. Also bitte kein Stress!

Leider dreht sich in manchen Zeitschriften, Webseiten und Filmen ziemlich viel um solche Äußerlichkeiten, und überhaupt könnte man denken, Sex sei das einzig Wichtige im ganzen Universum.

Einiges davon ist einfach nur Bluff – es werden Dinge geschrieben und gezeigt, die in der Realität gar nicht möglich sind. Dazu kommt, dass viele Darstellerinnen von Pornofilmen da nicht freiwillig arbeiten, sondern – teilweise als Opfer von Menschenhandel – dazu gezwungen und dabei wie Sklaven benutzt und misshandelt werden. Von Menschenwürde keine Spur!

Zwielichtige Typen und Organisationen verdienen da also auf Kosten armer Mädchen und Frauen ganz viel Geld. Voll daneben und bestimmt nichts, was echte Kerle unterstützen!

Manche Promis (oder solche, die es gerne wären) wechseln ihre Partner häufiger als die Bettwäsche. Oder sie stellen total private Sachen ins Netz, die eigentlich keinen was angehen. Damit wird Sexualität zur Ware, mit der geblufft und gehandelt wird. «Tu, was dir Spaß macht. Und schau, dass du zu deinem Recht kommst ...», so lautet die Botschaft. Was voll am Ziel vorbeigeht, weil Sexualität nicht nur der eigenen Befriedigung dient, sondern zwei Menschen tiefe Freude machen und sie miteinander verbinden soll.

Am besten hörst und schaust du dir diesen ganzen Quatsch gar nicht erst an. Du verdienst Besseres.

Vorsicht Innenweltverschmutzung! Was du dir via Bildschirm und Zeitschriften reinziehst, wird auf deiner inneren Festplatte abgespeichert. Das ist so ähnlich, wie wenn du als kleiner Stöpsel einen zu spannenden Film gesehen hattest und der dann in deinen Träumen immer wieder hochkam. Dreck haftet!

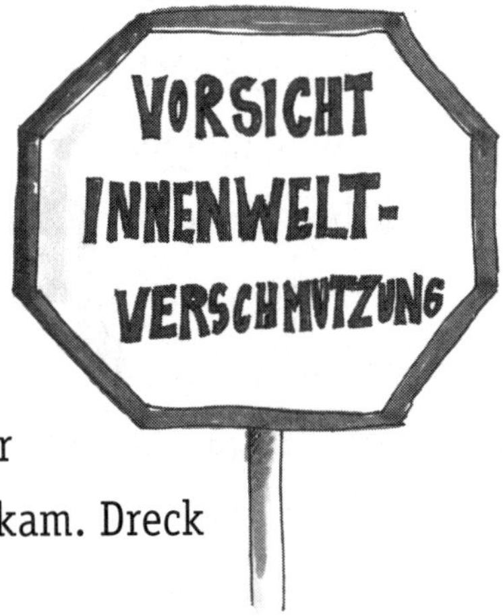

Achte darauf, dass deine Gedanken und Fantasien positiv geprägt werden, und belaste deine Innenwelt nicht mit Müll, der nur schwer wieder abtransportiert werden kann. Du bestimmst, was du dir am Bildschirm reinziehst, welche Musik du dir anhören willst, welche Hefte und Bücher du liest und mit wem du in der Freizeit zusammen bist. Und all die Sachen bestimmen dann letztlich eben auch darüber, zu was für einem Kerl du dich entwickelst.

Bilder können unsere Gedanken genauso vergiften wie Alkohol, Nikotin und Drogen den Körper.

Apropos Alkohol, Rauchen und Drogen: Weil dein Körper voll im Aufbau steckt, wirken sich diese Substanzen noch schädlicher aus, als sie es bei Erwachsenen tun. Lass am besten gleich ganz die Finger davon. Du verpasst nichts, wenn du dir die Hirnzellen nicht zudröhnst und die Lunge nicht verpestest. Und du ersparst dir dadurch außerdem manchen Ärger, ekligen Mundgeruch – und eine ganze Menge Kohle!

Echte Kerle können auch ohne Alkohol Spaß haben und brauchen keine Kippe, um sich okay zu fühlen oder Frust abzubauen.

Schau lieber, dass du dir gute Sachen zum Relaxen angewöhnst: Kicken, Fahrrad fahren, Musik machen, Theater spielen oder ein spannendes Buch lesen, um nur einige Beispiele zu nennen. Um sich abzureagieren, hilft manchmal auch ein Boxsack oder eine tüchtige Rangelei unter

Freunden. Man kommt oft ganz gut wieder runter, wenn man sich körperlich verausgabt, und es gibt hinterher weniger Stress, als wenn du deine Wut an deiner kleinen Schwester oder anderen Mitbewohnern auslässt.

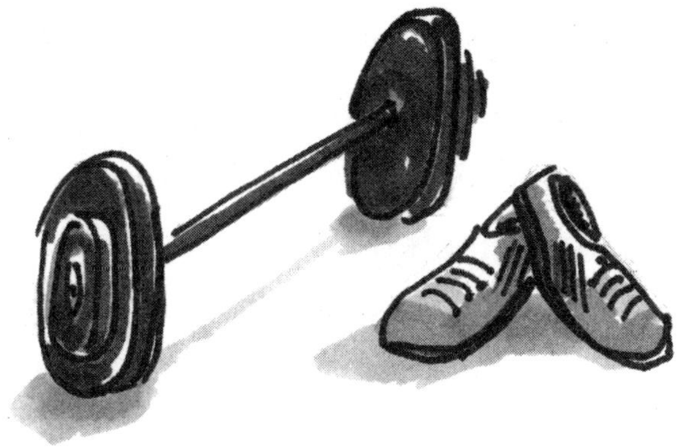

Noch ein Tipp, um ein echter Kerl zu werden: Tu etwas für deine Fitness! Vielleicht hast du bei Planet 4 schon gelesen, dass jetzt ganz viele Männlichkeitshormone in deinem Körper unterwegs sind. Die sind auch gut für den Muskelaufbau. Doch ganz ohne Training geht das natürlich nicht. Also: Mucki-Training ist angesagt! Vielleicht nimmst du dir einfach jeden Morgen zehn Liegestütze und zehn Sit-ups vor. Oder du machst jeden Tag etwas anderes für deine Kondition. Schau, was für dich passt, und mach es dann regelmäßig. Bei der nächsten Bergtour wirst du dann vorne mithalten können.

«Tolle Idee», meint Toby, «auf 'ne richtig harte Bergtour hätte ich mal wieder Lust.»

«Komm, wir hören mal, was Papa davon hält. Vielleicht geht da ja was.»

Doch Papa winkt ab: «Ich hab doch grad Oskars Anhänger ausgeliehen, um den ganzen Heckenschnitt zum Wertstoffhof zu bringen und Mulch für die Gartenwege zu holen. Und für eine richtige Bergtour hätten wir gleich morgens losfahren müssen. Doch ich mache euch einen anderen Vorschlag: Toby, du hast doch noch den Gutschein für den Klettergarten, den Tim dir zum Geburtstag geschenkt hat. Wie wär's, wenn ihr mir jetzt im Garten helft und wir anschließend in den Klettergarten gehen?»

«Au ja, prima!», kommt es von uns beiden wie aus der Pistole geschossen.

«Da würd ich auch mitkommen», klinkt sich mein großer Bruder Tom ein, «allerdings bin ich grad knapp bei Kasse.»

«Das ist ja nichts Neues», lacht Papa, «aber bei unserer Männertour darfst du natürlich nicht fehlen. Die Eintrittskarten gehen dann auf mich.»

Nachdem der Garten auf Vordermann gebracht ist und wir tüchtig gefuttert haben, fahren wir mit unserer alten Karre los. Papa und Tom sitzen vorne, Toby und ich haben es uns hinten bequem gemacht.

«Mann, meine Hände sind jetzt schon voller Blasen von der Schaufelei, wie soll ich mich da von Seil zu Seil hangeln können?», jammere ich.

«Du kannst ja unten bleiben und auf mein Handtäschchen achtgeben», zieht Tom mich auf. «Das bisschen Gartenarbeit war für einen Typen wie mich gerade mal richtig zum Aufwärmen!»

«Wir werden ja sehen, wer sich dann tatsächlich am besten durch die Bäume hangelt – so schwindelfrei, wie du bist!», meint Papa ironisch und bremst scharf, weil uns ein Laster die Vorfahrt genommen hat.

Beim Klettergarten angekommen, bezahlt Papa den Eintritt, und wir stürzen uns auf die Montur.

Ohne Sicherungsausrüstung darf nämlich niemand den Parcours betreten. Was Tom natürlich total übertrieben findet, weshalb er sich gleich lautstark über den Sicherheitsfimmel des Klettergartenbetreibers beschwert. Als Ausgleich dazu wählt er gleich zu Beginn schon Schwierigkeitsgrad 7, während Papa, Toby und ich erst mal mit der 4 ausprobieren wollen, wie fit wir tatsächlich sind.

Was sich als ziemlich vernünftig herausstellt, weil die Sache gar nicht so easy ist, wie sie auf den ersten Blick aussieht. In sieben Metern Höhe mit einer Seilrolle den Fluss zu überqueren ist schon ziemlich heftig – ein Glück, dass Toby als Erster dran ist und Papa, der hinter mir kommt, mein Gesicht während der Überfahrt nicht sehen kann ... Aber als ich drüben ankomme, finde ich es einfach nur noch hammer und bin stolz darauf, dass ich es geschafft habe.

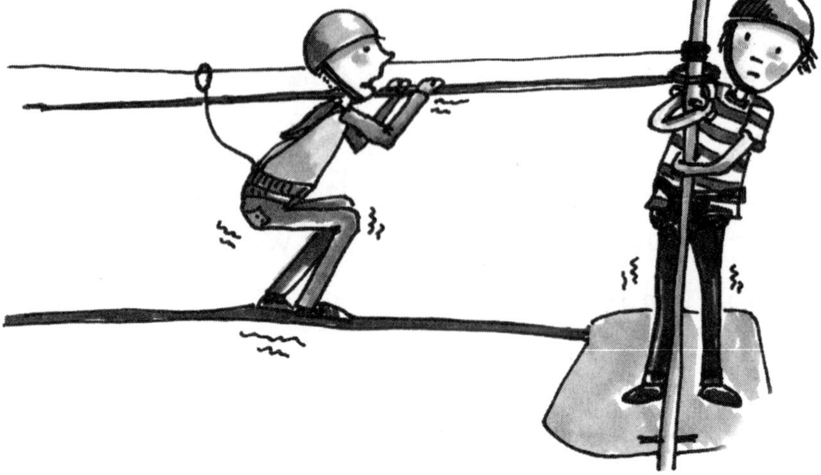

Am Ende des ersten Durchgangs angekommen, warten wir ziemlich lange auf Tom, der, als er dann endlich eintrifft, nicht nur arg zerzaust, sondern auch ziemlich blass und kleinlaut ist.

«Gut, dass Sie da sind», begrüßt der Betreuer des Klettergartens meinen Papa. «Der junge Mann hat sich wohl etwas überschätzt. Fünfzehn Meter sind doch schon ziemlich viel, wenn man Höhenangst hat. Aber Kopf hoch, mein Junge, ist ja grade noch mal gutgegangen. Nimm beim nächsten Durchgang einfach Schwierigkeitsgrad 2 oder 3.»

«Keine Lust mehr. Ich setz mich dort in den Schatten und bestell mir eine Cola», meint Tom, dem heute offenbar nicht mehr nach Klettern zumute ist.

«Kein Problem», sagt Papa verständnisvoll grinsend, und wir passieren die nächsten zwei Durchgänge ganz gemütlich, ohne Hetze und ohne irgendjemandem etwas beweisen zu müssen.

Level 7 sparen wir uns für ein nächstes Mal auf.

«Wenn wir im nächsten Jahr die Hecken schneiden, werdet ihr wieder ein ganzes Stück größer und kräftiger sein», meint Papa. «Dass ich alter Knacki bald nicht mehr mithalten kann, ist ziemlich frustrierend, lässt sich aber nun mal nicht vermeiden. Außer, ich verbiete euch das Wachsen!»

«Lieber nicht», findet Toby, «es wird Zeit, dass ich Tanja mal so richtig vermöbeln kann, wenn sie sich biestig benimmt.»

«Ruf mich einfach an, wenn du mich mal brauchst – wozu sind denn große Brüder da?!», feixt Tom, der seinen Schrecken mit einer großen Portion Pommes runtergefuttert und wieder eine normale Gesichtsfarbe angenommen hat.

«Fang nicht schon wieder an, dich aufzuspielen», meint Papa und knufft Tom herzhaft in den Rücken. «Wir mögen dich auch, wenn du nur Schwierigkeitsgrad 1 schaffst!»

«Echt cool, dein Papa», murmelt Toby.

«Stimmt!», ist alles, was mir dazu einfällt.

Ziemlich kaputt, aber in bester Stimmung trudeln wir zu Hause ein. Dass Mama und Babsi behaupten, wir stänken wie die Warzenschweine, ist natürlich wie immer voll übertrieben. Aber gegen eine warme Dusche und ein kuschelig weiches Bett hat dann doch keiner von uns harten Kerlen was einzuwenden.

Am nächsten Morgen geht alles ruckzuck. Tobys Mama ruft bei uns an und erklärt, dass Toby bis in einer Stunde zu Hause sein muss, weil sein Zimmer noch ausgemistet und einiges anderes erledigt werden muss, bevor es in den Urlaub geht.

«Voll bescheuert», finde ich. «Wir wollten doch noch die letzten beiden Planeten unsicher machen!»

«Tja, da gibt's nichts dran zu rütteln», meint Toby, «in dem Punkt kennt meine Mum keine Gnade. Und dass eine kleine Aufräumaktion meiner Bude nichts schaden könnte, ist Tatsache. Aber du könntest ja mit zu mir fahren und mir Gesellschaft leisten. Planet 9 muss leider noch etwas warten – ich bleib ja nicht ewig weg. Hoffe ich zumindest.»

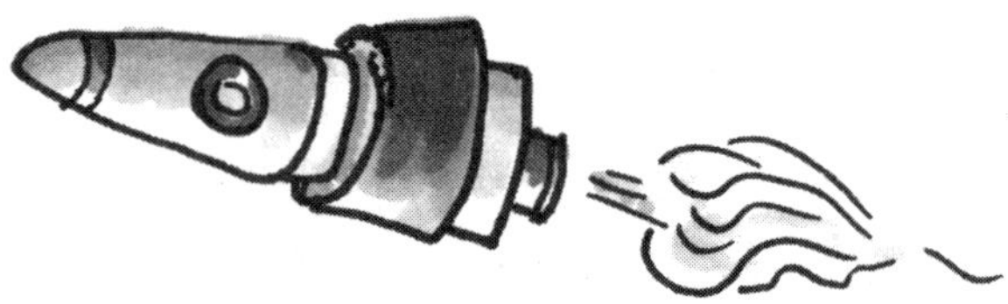

«Und übrigens erwarte ich dann einen ausführlichen Bericht über Sandys Party, die ich ja leider verpasse! ...»

«Brauchst du ein Taschentuch?», frage ich und packe das Ende von Tobys Bettdecke, was zu einer wilden Rangelei führt, die erst aufhört, als Mama den Kopf ins Zimmer streckt und fragt, ob wir uns wieder beruhigen könnten, bevor der Putz von der Decke ins Frühstück rieselt. Machen wir, klar doch, es wird sowieso Zeit loszugehen. Ärger mit Müttern ist eine ziemlich ungemütliche Sache.

Nachdem wir Tobys Zimmer in einen vorzeigbaren Zustand versetzt haben, radle ich nach Hause, um mir die letzten zwei Sommerferienwochen allein um die Ohren zu schlagen.

Dass ich jeden Vormittag für zwei Stunden im Dorfladen gegen ein ziemlich gutes Taschengeld die Regale auffüllen kann, ist prima. Mein Sparschwein frisst sich ziemliche Speckpolster an, was ja nicht schaden kann.

Nach einer Woche liegt dann ein Umschlag mit Karte im Briefkasten, die Toby in der Fensternische einer mittelalterlichen Burg zeigt.

«Hey, nun lies endlich vor, was der beste aller Freunde schreibt!», murmelt Babsi, die schlafzerzaust ihre Frühstücksmilch schlürft.

Schwestern sind so was von neugierig! …

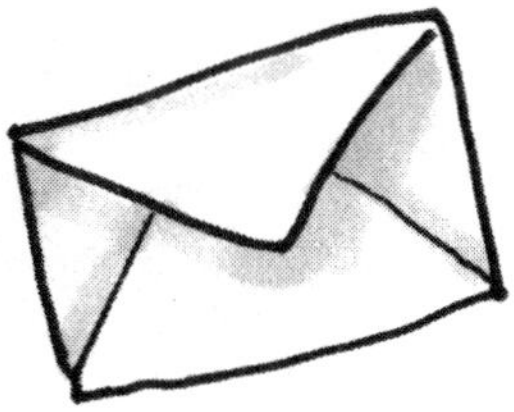

Lieber Tim,

wir haben hier in Frankreich prima Wetter, tolle Eisbuden, sandige Strände und jede Menge Märkte mit den ewiggleichen T-Shirts und Sonnenbrillen. Zum Glück hat Mama vorgeschlagen, heute mal Carcassonne zu besuchen. Wahnsinn, diese Burganlagen. Beim Ritterturnier hab ich bestimmt fünfzig Bilder geknipst.

Bis bald – viel Spaß bei Sandys Party!

Dein «Best Friend» ☺ Toby

Braungebrannt platzt Toby eine Woche später am Sonntagnachmittag vor Schulbeginn in unsere Familienspielrunde.

«Mensch, Toby, du siehst ja richtig prima aus mit deinen sonnengebleichten Haarsträhnen!», begeistert sich mein Schwesterherz.

Als ob das eine Rolle spielen würde! …

Ich überlasse meine Spielkarten Papa und mache es mir mit Toby in meiner Bude gemütlich.

Dass wir uns viel zu erzählen haben, ist logo.

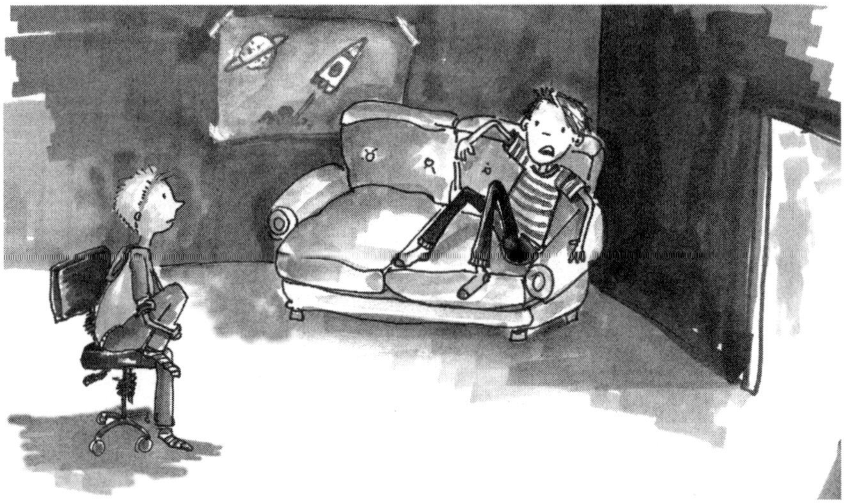

«Wie war denn nun Sandys Party?», will Toby wissen.

«Gar nicht so übel, aber ziemlich langweilig. Den ganzen Abend rumhängen, quatschen und zu Musik mit ziemlich unterbelichteten Texten rumzuhüpfen ist nun mal nicht so mein Ding. Aber Sandy war echt nett, und auch die anderen Mädels waren ziemlich okay, mal abgesehen von dem ewigen Gekicher und dem ganzen dramatischen Mädchengetue. Muss wohl an den Hormonen liegen!»

«Nun spiel dich mal nicht so auf, Tim», meint Toby und knufft mich in die Seite, «waren denn keine Jungs da? – Außer dir natürlich, meine ich.»

«Doch, Jan und Konstantin aus unserer Klasse waren auch eingeladen. War echt cool, die mal außerhalb ihrer Clique kennen zu lernen. Mit Konstantin habe ich mich prima unterhalten. Wusstest du, dass er selber Bogen baut und regelmäßig an Bogenschieß-Wettkämpfen teilnimmt? Hätt ich dem gar nicht zugetraut. Und übrigens war das Essen klasse, da hast du echt was verpasst. Sandys Mama hat Pasta und Eis vom Feinsten aufgetischt.»

«Tja, man kann nicht alles haben. Die Eisbuden in Frankreich sind zum Glück auch nicht ohne.»

«Wie war's denn eigentlich, zwei Wochen lang so viel Zeit mit deinen Geschwistern zu verbringen? Und das ganz ohne meine Unterstützung?»

«Och, eigentlich besser, als ich's erwartet hätte. Marc ist, wenn er nicht ständig hinter seinem Laptop hockt, ganz okay. Wir haben oft Beachvolleyball gespielt, einander eingebuddelt und ziemlich kreative Sandburgen gebaut. Tanja war anfangs noch ziemlich mies drauf, klagte über Kopfschmerzen und Bauchkrämpfe. Dass ich ihr – weil ich mir seit unserem Trip zu ‹fremdewelten› ja denken konnte, was abging – den bequemen Platz auf dem Vordersitz anbot, hat sie ziemlich überrascht. Na ja, ich werd noch zu einem echten Mädchenversteher, wenn's so weitergeht.»

«Übertreib's nur nicht! Aber es ist schon prima, wenn man etwas mehr Ahnung hat. Ich hab mir bei Babsi auch hundert Punkte geholt, weil ich keine blöden Bemerkungen gemacht habe, als sie nicht mit zum Schwimmen wollte und danach den ganzen Abend rummuffelte. Tja, gar nicht so kompliziert, wenn man weiß, wie die Sache mit ‹ihren Tagen› läuft. Aber lass uns doch nun endlich noch unsere letzten beiden Planeten anfliegen.»

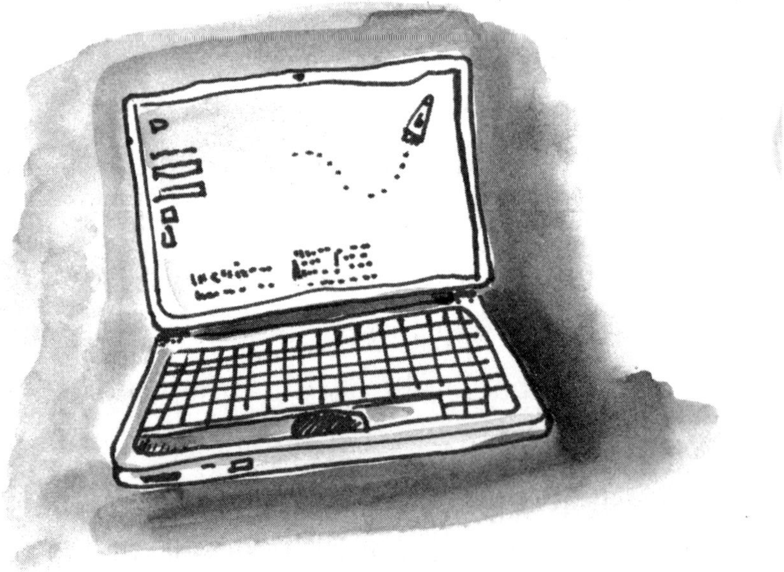

Planet 9:

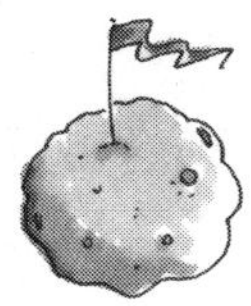

Wanted: Helden!

Früher fandest du vielleicht Wickie ganz klasse – der hat seinem Stamm ja mit seinem Köpfchen oft aus der Patsche helfen können. Oder auch Asterix. Jetzt begeistern dich möglicherweise Typen wie Percy Jackson, die Kaminski-Kids von Carlo Meier oder andere. Die kämpfen ja alle auch für das Gute und stehen für ihre Freunde ein. Und doch sind es nur ausgedachte Personen.

Wer aber sind deine Vorbilder im echten Leben?

Manche Jungs sind Fans eines Fußballprofis. Und warum? Klar doch – weil er so prima Fußball spielt, wie sie es auch gern können würden. Doch leider haben die Allerwenigsten das Talent, um damit später einmal so richtig Kohle zu verdienen.

Vielleicht faszinieren dich aber auch Abenteurer wie Christoph Kolumbus. Der hat alles auf eine Karte gesetzt, ist in See gestochen und ent-

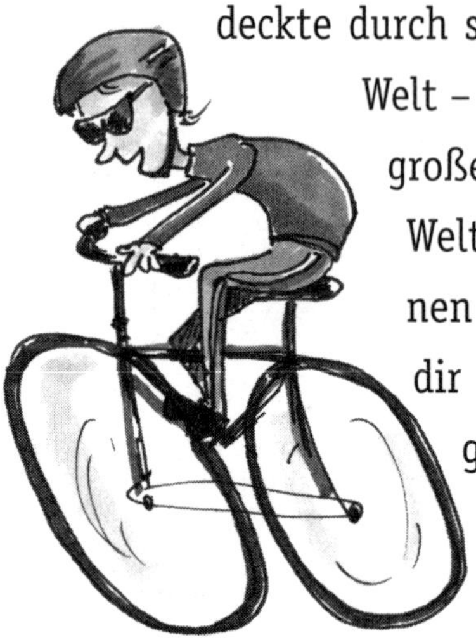

deckte durch seinen Einsatz und seinen Wagemut die Neue Welt – Amerika. Und wer träumt nicht davon, selber große Abenteuer zu bestehen?! (Es muss ja keine Weltumsegelung sein!) Frag doch einfach mal deinen Paten oder deinen großen Bruder, ob sie mit dir eine Fahrradtour organisieren, zum Zelten gehen oder mit dir am Lagerfeuer kochen und dabei Räubergeschichten erzählen mögen.

Ein geniales Vorbild aus unserer Zeit ist übrigens Nick Vujicic, ein junger Mann, der ohne Arme und Beine zur Welt kam. Er begeistert mit seinem Buch «Leben ohne Limits» Tausende (nicht nur wenn er durch die Wellen surft) und sagt uns dadurch: Du musst nicht perfekt sein, sondern darfst dich annehmen, wie du bist, und kannst es lernen, deine Stärken einzusetzen. Für dich und für andere.

Oder der querschnittgelähmte Samuel Koch, der trotz seines Unfalls in einer Fernsehshow immer einen Scherz auf Lager hat und andere ermutigt, nicht aufzugeben.

Lies hin und wieder mal Bücher, in denen Menschen aus ihrem Leben erzählen, und überlege dir, wie du die Ideen und Anregungen daraus in deinem Alltag umsetzen könntest. Vielleicht lädst du einen Mitschüler, der neu in eure Klasse gekommen ist oder den viele sonst ganz bewusst meiden, einfach mal zu dir nach Hause ein. Könnte ja sein, dass er ganz okay ist. Und happy, dass endlich jemand auf ihn zugeht.

Und überhaupt: Schau dich einfach mal um, wer für dich ein echtes Vorbild ist, dem du so Einiges abgucken könntest. Vielleicht dein Jugendleiter, dein Bruder oder sonst ein etwas älterer Junge, der so richtig gut drauf ist. Und dann häng mit ihm rum, verbringe Zeit in seiner Gesellschaft. Die Menschen, mit denen wir zusammen sind, prägen uns nämlich. Und hier noch ein weiterer Tipp: Hab den Mut, selbst für andere ein Held oder einfach ein gutes Vorbild zu werden!

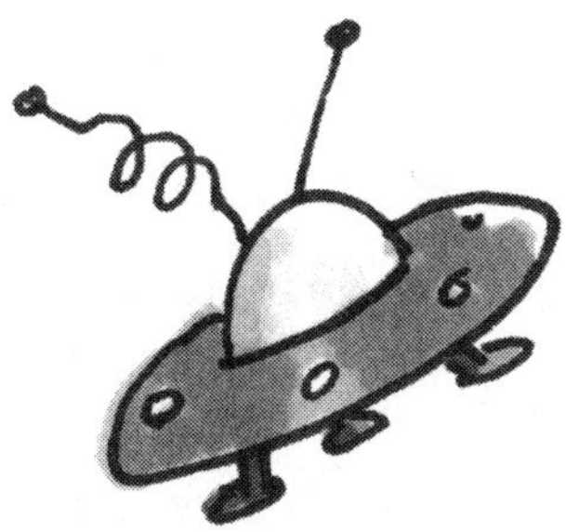

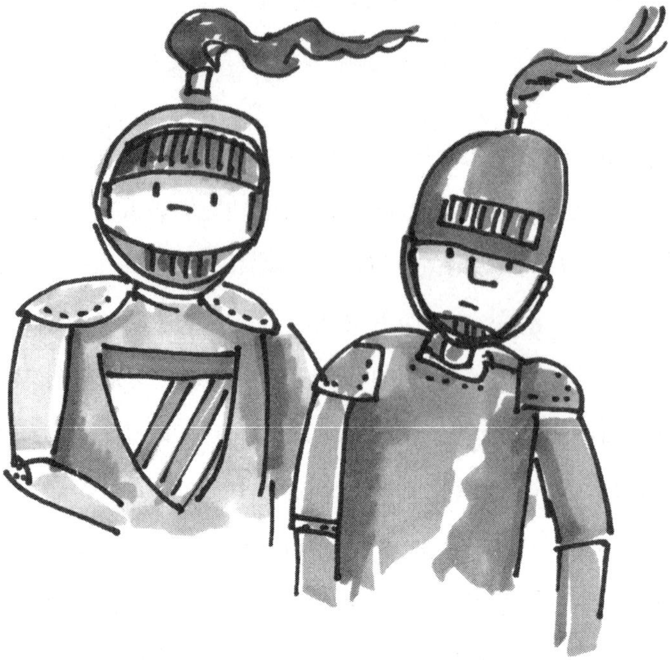

«Na ja, für mich wäre der Ede vom Jugendtreff solch ein Typ. Immer freundlich und irgendwie locker drauf. Was meinst du, Toby?»

«Stimmt. Aber auch ‹Mister Speedy›, unser Sportlehrer, ist nicht übel. Und mein Opa ist ebenfalls klasse. Den muss ich dir mal vorstellen, wenn er uns besucht.»

«Schon mal gar nicht schlecht für den Anfang. Einigermaßen vorzeigbare ältere Brüder haben wir beide, und auch die meisten ihrer Freunde sind so ziemlich in Ordnung.»

«Und dann natürlich dein Dad – so einen hätte ich auch gern.»

Ja, da hat Toby recht: Mit meinem Papa bin ich schon ziemlich zufrieden. Doch es bedrückt mich auch etwas, dass Tobys Vater sich so wenig darum kümmert, was Toby macht und braucht.

Und dass er oft Ausreden hat, wenn Toby etwas mit ihm unternehmen möchte.

Ob es etwas verändern würde, wenn Toby seinem Papa mal erzählt, dass es ihm total wichtig ist, Zeit mit ihm zu verbringen? Weil Söhne eben Väter oder andere vertrauenswürdige Männer brauchen, um echte Kerle zu werden.

Vielleicht kann Toby seinen Pa ja mal auf einen ‹fremdewelten›-Trip einladen, damit er diese Infos auch mitbekommt und besser versteht, was bei Toby gerade abgeht …

«Tja, Alter, leider muss ich jetzt mein Zeugs zusammenpacken und nach Hause radeln. Unser Trip zu fremden Welten war klasse, und wie's aussieht, kriegen wir die Teenagersache auf die Reihe, ohne auf einen hormonfreien Planeten auszuwandern. Wäre irgendwie auch schade, ohne Familie und Freunde auskommen zu müssen.»

«Und ohne Kasimir», murmle ich und wuschle meinem Kater, der mich mit der Nase anstupst, durchs Fell.

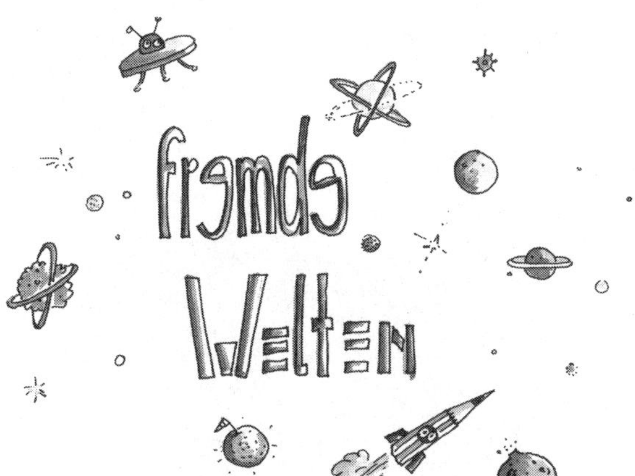

«Na, ihr Planetenbummler, seid ihr startklar, was das neue Schuljahr betrifft?», fragt Papa, der gerade den Kopf ins Zimmer streckt.

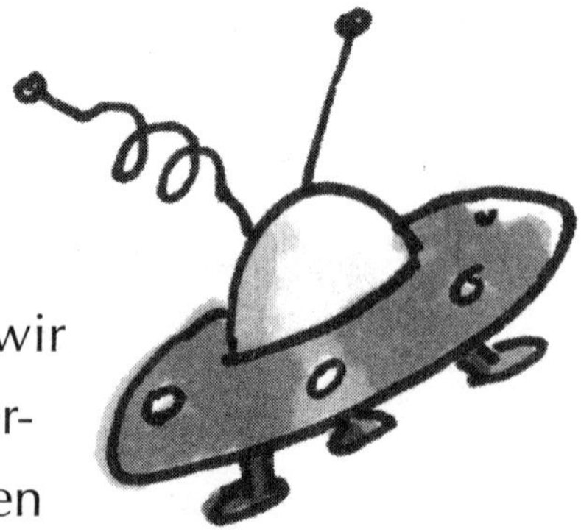

«Ready for take-off!», antworten wir beide gleichzeitig und grinsen uns verschwörerisch zu. «Und für den ganzen Rest auch.»

«Na, dann kann's ja losgehen – ab in die Zukunft!», meint Papa und quetscht sich zwischen uns aufs Sofa.

Gar nicht so übel, die Sache mit dem Erwachsen-Werden, denke ich und freue mich auf das Abenteuer, ein durch und durch «echter Kerl» zu werden.

www.fremdewelten.info

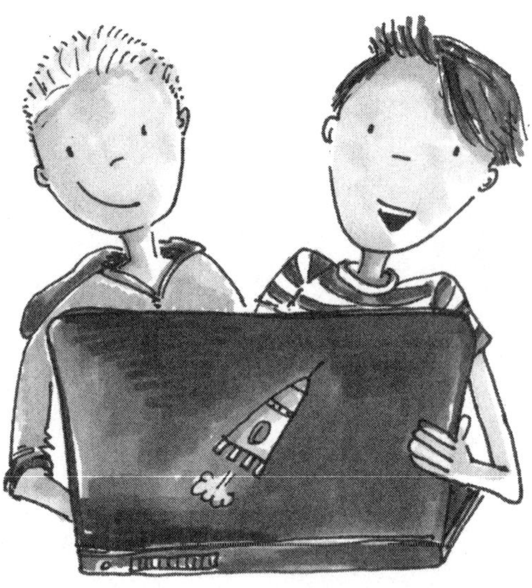

Anhang

Kursangebote zum Thema Pubertät und Erwachsenwerden in Deutschland, der Schweiz und Österreich

Falls du Lust hast, noch mehr über Pubertät und Erwachsenwerden zu erfahren und dich mit anderen Gleichaltrigen auszutauschen, empfehlen wir dir, dich bei den untenstehenden Kursanbietern zu informieren.

TeenSTAR Deutschland – Teenagerkurse
www.teen-star.de

TeenSTAR Österreich – Teenagerkurse
www.teenstar.at

TeenSTAR Schweiz – Teenagerkurse
www.teenstar.ch

Angebot für 10- bis 12-jährige Jungen:
Jungen-Workshop «Agenten auf dem Weg»
www.mfm-projekt.eu

Die Autoren dieses Buches kontaktieren

Falls Du uns gerne eine Rückmeldung zum Buch oder eine Frage zusenden möchtest, erreichst Du uns unter coolschooledition@gmail.com

Wir freuen uns auf Deine Nachricht!
Regula Lehmann und Pascal Gläser

Weiterführende Literatur

Sex&Sieben – Informationsbroschüre für Jugendliche ab 14 Jahren
Bestelladresse: www.6und7.net

Sich im Internet vor Müll schützen

Kinder-, Jugend- und Erwachsenenschutz im Internet

www.safersurfing.eu
E-Mail: safer@safersurfing.eu
Telefon: +43 (0)2236 360690 (Nr. in Österreich)

Probleme im Umgang mit dem Internet?

return Fachstelle Mediensucht
www.return-mediensucht.de
E-Mail: return@dw-kt.de
Telefon: +49 (0)511 95 49 8–30 (Nr. in Deutschland)
Sprechzeiten donnerstags von 10.00 bis 12.00 Uhr

Wichtige Adressen, wenn du für dich selber oder für andere Hilfe suchst

Angebote in Deutschland

■ Sorgentelefon (für alle Themen) ■

TelefonSeelsorge der katholischen und evangelischen Kirche

Chat- und Mailberatung: www.telefonseelsorge.de

Gratisnummer: 0800 111 0 111 oder 0800 111 0 222

■ Hilfe bei Übergriffen oder Missbrauch ■

N.I.N.A. Nationale Infoline, Netzwerk und Anlaufstelle zu sexueller Gewalt an Mädchen und Jungen

www.nina-info.de

Kontakt und Beratung: www.save-me-online.de

Hilfetelefon Sexueller Missbrauch: 0800 22 55 530 (Gratisnummer)

■ Beratung und Unterstützung für ungewollt Schwangere ■

VitaL – Es gibt Alternativen!

www.vita-l.de

E-Mail: kontakt@vita-l.de

Gratistelefon rund um die Uhr: 0800 36 999 63

Angebote in Österreich

■ Sorgentelefon (für alle Themen) ■

Telefonseelsorge
www.telefonseelsorge.at
Gratis-Notrufnummer: 142

Rat auf Draht:
www.rataufdraht.at
Online-Beratung: www.rataufdraht.at/online-beratung
Gratis-Notrufnummer: 147

Kindernotruf – Verein Lichtblick
www.verein-lichtblick.at
E-Mail: kindernotruf@kindernotruf.at
Gratis-Notrufnummer: 0800 567 567

■ Beratung und Unterstützung für Schwangere ■

«Es gibt Alternativen»
www.es-gibt-alternativen.at
E-Mail: beratung@es-gibt-alternativen.at
Telefon: 0810 81 82 83 (Ortstarif)

■ Hilfe und Informationen bei Gewalt und Mobbing ■

GEWALT IST NIE OK!
www.gewalt-ist-nie-ok.at
Kindernotruf: 0800 567 567
Opfernotruf: 0800 112 112
Rat auf Draht: 147

Angebote in der Schweiz

■ **Sorgentelefon für Kinder (für alle Themen)** ■
Sorgentelefon für Kinder
www.sorgentelefon.ch
E-Mail: sorgenhilfe@sorgentelefon.ch
Gratisnummer: 0800 55 42 10

■ **Hilfe bei Gewalt und Mobbing** ■
triangel
www.opferhilfe-beiderbasel.ch
E-Mail: triangel@opferhilfe-bb.ch
Telefon: 061 205 09 10 oder 061 205 09 11

■ **Hilfe bei Übergriffen oder Missbrauch** ■
Kinderschutzzentrum Beratungsstelle In Via
Für Kinder in Not: www.kszsg.ch/kinder
Für Eltern: www.kszsg.ch/erwachsene
E-Mail: invia@kszsg.ch
Telefon: 071 243 78 02 oder 071 243 78 18
Kinder- und Jugendnotruf: 071 243 77 77

■ **BE SAFE: anonym, diskret, gratis** ■
Kummer Nummer: 0800 66 99 11
www.beunlimited.org

■ **Beratung und Unterstützung für schwangere Frauen** ■
Schweizerische Hilfe für Mutter und Kind
www.shmk.ch
E-Mail: helpline@shmk.ch Gratistelefon: 0800 811 100